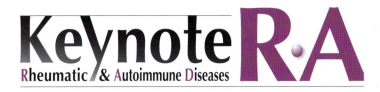

.1 2018 **7**

特集　IL-6の発見と薬剤開発の歴史

Keynote Lecture 第17回	監修：Keynote R・A 編集委員会	2
IL-6の生体内での振る舞いと基礎的考察	松本　功	4
RAにおけるIL-6阻害の臨床的意義を再考する	金子祐子	8
さまざまな臨床データから，RA治療におけるIL-6阻害療法の有効性を振り返る 　―疾患活動性，関節破壊，治療継続率，寛解導入など―	高橋伸典	12
血管炎におけるIL-6のかかわり　―発症の機序と治療標的としてのIL-6―	堤野みち　ほか	18
神経疾患とIL-6のかかわり：神経免疫疾患を中心に	荒木　学　ほか	23

連載

Highlight Series

Clinical Highlight 第17回	佐田憲映	28
Basic Highlight 第16回	山岡邦宏	32

わが街紹介 第17回

松本城のひみつ	山﨑　秀	36

リウマチ・膠原病診療に必要な他科の知識と診療のコツ 第8回

薬剤性腎障害の診断と治療	黒澤陽一　ほか	38
編集スタッフ		44

［お詫びと訂正］
本誌2017年12月号に誤りがございました．謹んでお詫び申し上げるとともに，下記の通り訂正致します．

p34　（誤）健常者と比較して有意に血清IL-6濃度が低値であった．同時に血清BDNF濃度も有意に低値を示した．
　　　（正）健常者と比較して有意に血清IL-6濃度が高値であった．血清BDNF濃度は有意に低値を示した．

雑誌名の由来：リウマチ性疾患（Rheumatic disease）と免疫疾患（Autoimmune disease）の診療に携わる先生方を読者対象に，ヴィジュアルを多用したわかりやすい雑誌を目指して名付けました．

編集委員（五十音順）
石黒直樹（名古屋大学大学院医学系研究科運動・形態外科学）
竹内　勤（慶應義塾大学医学部リウマチ内科）
針谷正祥（東京女子医科大学附属膠原病リウマチ痛風センターリウマチ性疾患薬剤疫学研究部門）
松本　功（筑波大学医学医療系内科（膠原病・リウマチ・アレルギー））
山村　隆（国立精神・神経医療研究センター神経研究所）

本号の表紙
特集：IL-6の発見と薬剤開発の歴史

弊社の出版物の情報はホームページでご覧いただけます．
また，バックナンバーのご注文やご意見・ご要望なども受け付けております．http://www.sentan.com

Keynote Lecture 第17回

特集 IL-6の発見と薬剤開

1980s　　1990s　　2000s

1986年
IL-6の遺伝子クローニングに成功

1990年
gp130の構造が解明

2005年
トシリズマブがキャッスルマン病に承認

1991年
ヒト化抗体の作成に成功

2008年
トシリズマブがRA, pJIA, sJIAに承認

1988年
IL-6受容体の遺伝子クローニングに成功

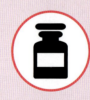
2009年
トシリズマブが欧州でRAに承認

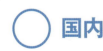 国内
 海外

RA：関節リウマチ
pJIA：多関節に活動性を有する若年性特発性関節炎
sJIA：全身型若年性特発性関節炎

監修：Keynote R・A 編集委員会

発の歴史

2010s

2010年
トシリズマブが米国で
RA※に承認
（※TNF阻害薬で効果
不十分なRA）

2011年
トシリズマブが
米国・欧州でsJIAに承認

2012年
トシリズマブが
米国でRA※に承認
（※DMARDs治療で効果
不十分なRA）

2013年
トシリズマブが米国・欧州で
pJIAに承認

2014年
シルツキシマブが
米国・欧州で，HIVおよび
HHV8が陰性である
多中心性キャッスルマン病
に対して承認

2017年
トシリズマブが
高安動脈炎・巨細胞性動脈炎に
承認

2017年
サリルマブが米国・カナダ・欧州で
RAに承認

2017年
サリルマブが
RAに承認

各薬剤の適応の詳細については
各製剤の添付文書をご覧ください．

特集 IL-6の発見と薬剤開発の歴史

IL-6の生体内での振る舞いと基礎的考察

松本 功
筑波大学医学医療系（膠原病・リウマチ・アレルギー）

Keynote

インターロイキン6（IL-6）は，生体内で多くの生理現象に関与し，特に炎症・免疫疾患の発症においては重要な意味を持つ．IL-6を標的とする生物学的製剤も種類が増え，適応範囲や使い方もさらに広がってきている．本稿では関節リウマチに関連する部分を中心に，IL-6の生体内での振る舞いを再考察したい．

はじめに

トシリズマブを魁とするインターロイキン6（interleukin-6：IL-6）を標的とした生物学的製剤は，関節リウマチをはじめ多くの炎症性疾患で効果が明らかであり，適応範囲がさらに広がってきている．IL-6は1986年に相補的DNAが大阪大学の平野，岸本らによりクローニングされ[1]，その後の研究で，IL-6は多くの生理現象や炎症・免疫疾患の発症メカニズムに深く関与していることが明らかになった．本稿では基礎的観点から，免疫・炎症系におけるIL-6の役割と生体内の働きをまとめ，特に関節炎と関連する機能を考察する．

Keywords

- IL-6
- IL-6受容体
- 獲得免疫
- 自然免疫
- 関節リウマチ

1. IL-6と受容体の構造とシグナル伝達

ヒトIL-6遺伝子は4つのイントロンとエキソンから構成され，212アミノ酸の前駆体ペプチドとして産生されるが，末端のシグナルペプチドが除去され，最終的に183アミノ酸のペプチドとなる．ヒトとマウスにおけるIL-6の相同性はタンパク質レベルでは42％である．ヒトのIL-6はマウス細胞には機能するといわれているが，マウスのIL-6はヒトの細胞には機能しない．

IL-6受容体（CD126）は分子量130 kDaの糖タンパク質であるgp130（CD130）と会合して細胞内にシグナルを伝える．gp130はIL-6受容体以外にも数種の受容体とも会合し，これらの分子はIL-6ファミリーと呼ばれる．細胞表面で結合したIL-6受容体およびgp130による受容体複合体は，主にJAK1/2，STAT3を介した細胞内シグナルを活性化し，生物学的活性を発揮する．IL-6受容体には可溶型が存在し，膜型のIL-6受容体と同様の機能を発揮できる．gp130両者も可溶型が存在し，シグナル伝達を調節的に制御しているといわれている．

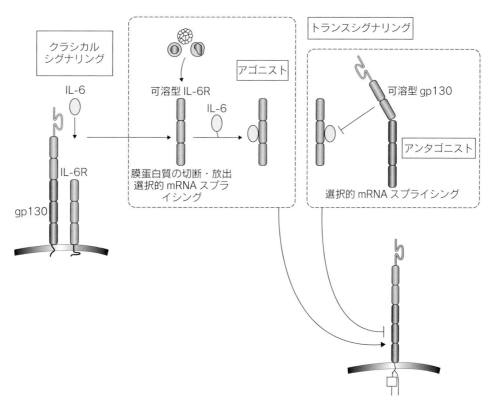

図❶　IL-6 受容体の 2 つの異なるシグナル系
(Hunter CA *et al*, 2015[3]) より改変引用)

2. IL-6 の産生細胞と受容体の局在

　IL-6 は T 細胞や B 細胞，線維芽細胞，単球，内皮細胞，メサンギウム細胞などの様々な細胞により産生される．マクロファージは細胞表面の Toll 様受容体 4（Toll-like receptor-4：TLR-4）を介してリポポリサッカライド（lipopolysaccharide：LPS）の刺激を受けることにより IL-6 をはじめとした様々なサイトカインを分泌する．

　gp130 が様々な細胞に幅広く発現しているのに対して，IL-6 受容体は肝細胞や好中球などに有意に発現している[2]．関節滑膜線維芽細胞などの IL-6 受容体を欠いた細胞も gp130 は有しており，IL-6 と会合した可溶型 IL-6 受容体が gp130 と相互作用することによって IL-6 に対する反応性を獲得し，研究にも多く用いられている．

　これらのことより，IL-6 の生理的多様性は，膜型の受容体はもちろんであるが，シグナル経路において重要な IL-6, 可溶型 IL-6 受容体，可溶型 gp130 の量的なバランスのもとに保たれていると考えられる（図❶）[3]．

3. IL-6 の獲得免疫への機能

　T 細胞分化に関しては，多くの機能が解ってきている．Th1, Th2 細胞に関しては増殖に関与し，Th17, Th22, Tfh の分化に関してはそれぞれ TGFβ, TNF, IL-21 と協調し，RORγt, AhR, Bcl-6 とそれぞれの転写因子分化を誘導する．また，IL-6 は活性化した樹状細胞からも分泌され，制御性 T 細胞の活性を抑えることが知られている（図❷）[3]．IL-6 は，IL-17 産生 CD8 陽性 T 細胞の分化にも関与し，また，上記 Tfh 細胞や IL-21 を介して，B 細胞から抗体産生細胞への分化促進などの生理作用を示す．われわれは glucose phosphate isomerase（GPI）誘導性関節炎を用いて，MR16-1（マウス抗 IL-6 受容体抗

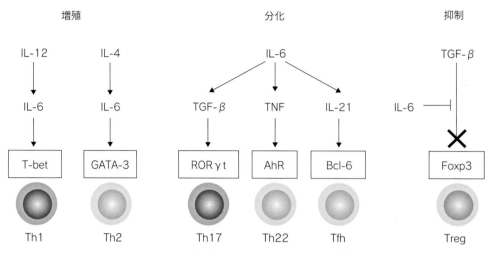

図❷ IL-6の各Thサブセットへの重要な役割

（Hunter CA *et al*, 2015[3]より改変引用）

体）の有効性および生体内での反応を検討した．IL-6受容体の抑制により，Th17細胞の分化阻害，自己抗体の産生抑制，抗原特異的T細胞の増殖抑制がもたらされ，自己免疫性関節炎が制御されるメカニズムを明らかにした[4]．よって，IL-6阻害により，生体内においても多様な獲得免疫系への制御により自己炎症抑制が司られていると考えられる．

4. IL-6の自然免疫への機能

IL-6は自然免疫の様々なシステムに関与し，マクロファージ，樹状細胞の分化，造血などにおいても重要な役割を果たすサイトカインである．IL-8やmonocyte chemotactic protein-1（MCP-1）などのケモカインの産生亢進および内皮細胞でのintercellular adhesion molecule 1（ICAM-1），vascular cell adhesion molecule-1（VCAM-1）などの細胞接着分子の発現亢進，補体の古典経路活性化などを促し，感染局所への好中球の遊走を媒介する．実際IL-6遺伝子欠損マウスを用いた解析では，細菌などの多種感染症に対しての悪化が報告されており，感染防御においても重要なサイトカインであると考えられる．

関節炎においては，関節液中に多くの好中球が流入するとされている．ラットにコラーゲン誘導関節炎を誘発したモデルにおいては，トシリズマブ投与は有効であり，関節局所の好中球が著減していた[5]．また，TNFα誘導性のIL-6を抑制する制御分子TNFα-induced adipose-related protein（TIARP）の欠損マウスにおいては，MR16-1投与によりコラーゲン誘導関節炎が減弱し，局所への好中球が著減していた[6]．また，このTIARP欠損マウスにK/BxN血清移入関節炎を誘導した系でも同様にMR16-1が有効であり，局所ではマクロファージではなく好中球が著減しており，その機構には内皮細胞での接着分子の発現低下やケモカイン産生の抑制が絡んでいると考えられた[7]．

よってIL-6は急性の炎症反応に関与するが，炎症の終息にも大切なサイトカインと考えられ，関節炎においては局所の好中球流入を強く媒介する一面もあると考えられる．

まとめ

IL-6は多様性をもつサイトカインであるが，昨今の基礎的考察ではThサブセットの構成に大きく影響し，自己抗体産生を促し，局所への好中球流入など，自然免疫の関与する感染症などでも生体制御に多くの役割を果たしている．

よって，過剰なIL-6や自己抗体産生に基づく臓器障害，Th17/Treg不均衡による炎症性免疫疾患などへのIL-6阻害の重要性がさらに注目されているが，感染症へのバランスも垣間見たうえで，今後の更なる展開が待たれる．

○○ 文　献 ○○

1) Hirano T *et al*：Complementary DNA for a novel human interleukin（BSF-2）that induces B lymphocytes to produce immunoglobulin. *Nature* **324**：73-76, 1986

2) Rose-John S *et al*：Interleukin-6 biology is coordinated by membrane-bound and soluble receptors：role in inflammation and cancer. *J Leukoc Biol* **80**：227-236, 2006

3) Hunter CA *et al*：IL-6 as a keystone cytokine in health and disease. *Nat Immunol* **16**：448-457, 2015

4) Iwanami K *et al*：Crucial role of the interleukin-6/interleukin-17 cytokine axis in the induction of arthritis by glucose-6-phosphate isomerase. *Arthritis Rheum* **58**：754-763, 2008

5) Uchiyama Y *et al*：Tocilizumab, a humanized anti-interleukin-6 receptor antibody, ameliorates joint swelling in established monkey collagen-induced arthritis. *Biol Pharm Bull* **31**：1159-1163, 2008

6) Inoue A *et al*：Murine tumor necrosis factor α-induced adipose-related protein（tumor necrosis factor α-induced protein 9）deficiency leads to arthritis via IL-6 overproduction with enhanced NF-κB, STAT3 signaling and dysregulated apoptosis of macrophages. *Arthritis Rheum* **64**：3877-3885, 2012

7) Inoue A *et al*：TIARP attenuates autoantibody-mediated arthritis via the suppression of neutrophil migration by reducing CXCL2/CXCR2 and IL-6 expression. *Sci Rep* **6**：38684, 2016

特集 IL-6の発見と薬剤開発の歴史

RAにおけるIL-6阻害の臨床的意義を再考する

金子祐子
慶應義塾大学医学部リウマチ・膠原病内科

Keynote

IL-6は多様な生物活性を有するサイトカインであるが，RAの病態における役割は非常に大きい．IL-6は，基礎研究でRAの主病変である滑膜炎と骨破壊に強く関与することが示されてきた．さらにIL-6受容体に対するモノクローナル抗体であるトシリズマブが，多数の臨床試験・臨床研究によって滑膜炎改善と関節破壊進行を抑制することが示されたことから，RAにおけるIL-6の臨床的意義の深さが認識された．

はじめに

インターロイキン（interleukin：IL）-6は1986年に活性化B細胞を抗体産生細胞に分化させるサイトカインとして同定された．その後の多数の研究によって，IL-6は関節リウマチ（rheumatoid arthritis：RA）患者の末梢血や滑液に高濃度に存在し，IL-6濃度と疾患活動性や関節破壊進行レベルが相関することなどが示され，RAの病態における重要性が明らかになった．本稿では，RAにおけるIL-6の役割とその阻害の臨床的意義について概説する．

1. RAの病態

RAは滑膜炎と続発する関節破壊を特徴とする慢性炎症性の自己免疫疾患である．病態は滑膜への炎症細胞浸潤と血管新生を伴う滑膜増生で，関与する炎症細胞はT細胞，B細胞，形質細胞，マクロファージなど多岐にわたる．活性化マクロファージやヘルパーT細胞などから産生される腫瘍壊死因子α（tumor necrosis factor α：TNFα）やIL-1，IL-6などの炎症性サイトカインを分泌し，receptor activation of the nuclear factor kappa B（RANK）-RANK ligand（RANKL）を介した破骨細胞誘導によって関節破壊が促進される．RAではこのように多数の免疫細胞とサイトカインで構成されたネットワークが病態において重要である[1]．特にIL-6は，TNFαと同様に中心的役割を果たしていると考えられている．

2. IL-6と関節炎

RA患者の滑膜では，新生血管形成，炎症細胞浸潤，滑膜細胞の過形成を伴うパンヌス形成が認められる（図❶）[2]．滑膜においてIL-6は最も過剰発現しているサイトカインのひとつで，滑液中のIL-6およびIL-6受容体（IL-6R）は滑膜組織の慢性炎症所見や好中球浸潤と相関する．好中球は膜結合型IL-6Rを発現し，IL-6によって活性化され，血管内から関節内に遊走する．好中球はプロスタグランジン，活性酸素種，補体，プロテアーゼ，サイトカインなどの炎症メディエータを産生して炎症を惹起・維持す

Keywords

- IL-6
- 関節リウマチ
- 炎症
- 関節破壊

特集　IL-6の発見と薬剤開発の歴史

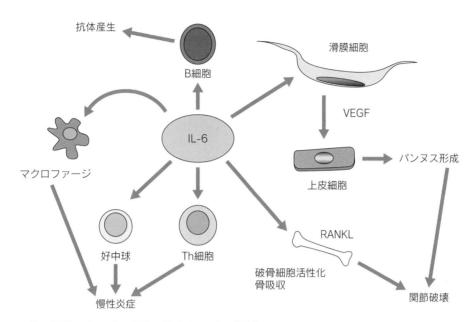

図❶　関節リウマチの病態における IL-6 の役割
VEGF : vascular endothelial growth factor, RANKL : receptor activation of the nuclear factor kappa B ligand

(Srirangan S et al, 2010[2]より改変引用)

るのみならず，炎症部位で IL-6R を放出し，内皮細胞における vascular cell adhesion molecule-1（VCAM-1）や intercellular adhesion molecule-1（ICAM-1）などの接着分子発現とケモカイン産生を通じて単球を動員して，炎症の慢性化へとつなげる．さらに IL-6 は vascular endothelial growth factor（VEGF）を誘導し，RA における重要な病態のひとつである血管新生にも作用する．新生血管は，炎症細胞浸潤と滑膜細胞増殖および生存に関係し，滑膜炎の発現と維持に関わり，VEGF 濃度は疾患活動性と相関する．

　IL-6 阻害は，基礎研究で組織への白血球浸潤を抑制し，VEGF 濃度を低下させることが示されているのと同様，臨床的にも IL-6R に対するヒト化モノクローナル抗体であるトシリズマブを使用した多数の臨床研究によって，全身性の炎症とともに滑膜炎や滑膜増殖を抑制することが証明されている．たとえば，日本で実施された SATORI 試験は，メトトレキサート（MTX）効果不十分の RA 患者 127 名を対象として，トシリズマブ 8 mg/kg を 4 週間隔または MTX 8 mg/週に割付し，24 週時 ACR20 達成率がトシリズマブ単剤群で 80.3%，MTX 単剤群で 25.0%（P＜0.001）で有意にトシリズマブ単剤群が優れ，ACR50・ACR70 達成率，DAS28 低下率などの有効性指標も，4 週以降すべての評価時点においてトシリズマブ群で優れていた[3]．また，トシリズマブによって，関節超音波検査上，血管新生や血流増加を反映すると考えられているパワードップラーシグナルも抑制され，血流増加抑制効果も示されている[4]．

3. IL-6 と骨破壊

　骨では，破骨細胞による石灰化骨の吸収と，骨芽細胞による新骨形成が連続的に行われる．このプロセスは骨リモデリングと呼ばれ，正常な状態では，適切な骨量が維持されるように RANKL や osteoprotegerin（OPG）などによって調節されている．IL-6 は，顆粒球マクロファージ系の造血幹細胞に作用して破骨細胞を動員する．RA 患者の線維芽細胞様滑膜細胞において RANKL 発現を誘導して破骨細胞の成熟分化を促すとともに，破骨細胞前駆細胞に直接的に作用して破骨細胞の形成に関与すると考えられ

ている．RA患者の関節液中IL-1やIL-6濃度は，関節液中I型コラーゲン分解産物であるピリジノリン，デオキシピリジノリン濃度と正相関し，関節周囲骨破壊に関与することが示唆されている．IL-6欠損の誘発性関節炎マウスでは，骨びらん部位でも破骨細胞が少ないことや，IL-6R抗体によって破骨細胞様細胞形成が抑制されることが報告されている．

臨床的にもIL-6が骨破壊に重要であり，治療前のIL-6濃度を7.6 pg/mLで患者を層別化すると，予後不良因子として知られている血清反応（RF，抗CCP抗体）陽性と同様に，1年後のMRIによる骨びらん進行と有意に関連していたことや（図❷）[5]，MTXによる治療後にIL-6低下が乏しかった症例ではX線上骨破壊が進行していたことが示されている[6]．IL-6阻害は骨破壊を抑制することが証明されている．日本で行われたSAMURAI試験[7]は，DMARD効果不十分のRA患者306名に対して，プラセボまたはトシリズマブ単剤に割付けして比較した．本試験では関節破壊抑制効果がシャープスコア変法（mTSS）を用いて検討された．52週時のmTSS進行は，トシリズマブ群で平均1.9，中央値0.5に対してDMARD群では4.5，1.0であり，トシリズマブ群の有意な関節破壊抑制効果が認められた．

一方で，IL-6は骨形成にも重要なサイトカインである．可溶性IL-6Rと結合し，骨芽細胞に発現するgp130を介して骨芽細胞分化を促すことが報告されている．理論上IL-6阻害では破骨細胞も骨芽細胞も抑制されることになるが，臨床的にはトシリズマブ治療後に骨びらんは修復されることから[8]，全体としては骨形成バランスに傾くと考えられる．

4．細胞外マトリックスとIL-6

RAにおけるマトリックスメタロプロテアーゼ（matrix metalloproteinase：MMP）-3などのプロテイナーゼは，滑膜を裏打ちする線維芽細胞や浸潤マクロファージなどから産生され，細胞外マトリックスをターゲットとする．MMPはRA患者では健常人と比して過剰産生されており，その発現と関節軟骨破

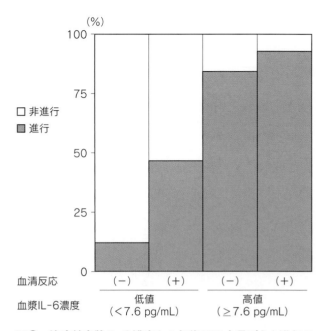

図❷　治療前血漿IL-6濃度と1年後MRI上骨びらん進行の関係

(Nishina N et al, 2013[5]より改変引用)

壊とは相関する．IL-6は軟骨前駆細胞の分化を直接阻害する可能性や，IL-6とproMMP-3が相関することなどが知られている．臨床ではIL-6阻害によって，関節裂隙狭小化の進行抑制あるいは改善が認められるが，軟骨に対する影響は不明点が多い．

おわりに

IL-6がRA病態に果たす役割は大きく，IL-6R阻害の臨床効果，関節破壊抑制効果は多数の大規模臨床試験で証明されている．現在，TNF阻害薬が様々な形で開発が進められたのと同様に，製材や開発工程で工夫されたIL-6阻害のための生物学的製剤の開発が進められており，より有効かつ安全にRA治療が進むことが期待される．

文　献

1) Kaneko Y et al : Targeted antibody therapy and relevant novel biomarkers for precision medicine for rheumatoid arthritis. *Int Immunol* **29** : 511-517, 2017
2) Srirangan S et al : The Role of interleukin 6 in the

pathophysiology of rheumatoid arthritis. *Ther Adv Musculoskelet Dis* **2** : 247-256, 2010

3) Nishimoto N *et al* : Study of active controlled tocilizumab monotherapy for rheumatoid arthritis patients with an inadequate response to methotrexate (SATORI) : significant reduction in disease activity and serum vascular endothelial growth factor by IL-6 receptor inhibition therapy. *Mod Rheumatol* **19** : 12-19, 2009

4) Kawashiri SY *et al* : Confirmation of effectiveness of tocilizumab by ultrasonography and magnetic resonance imaging in biologic agent-naïve early-stage rheumatoid arthritis patients. *Mod Rheumatol* **25** : 948-953, 2015

5) Nishina N *et al* : Reduction of plasma IL-6 but not TNF-α by methotrexate in patients with early rheumatoid arthritis : a potential biomarker for radiographic progression. *Clin Rheumatol* **32** : 1661-1666, 2013

6) Kondo Y *et al* : Pre-treatment interleukin-6 levels strongly affect bone erosion progression and repair detected by magnetic resonance imaging in rheumatoid arthritis patients. *Rheumatology* (*Oxford*) **56** : 1089-1094, 2017

7) Nishimoto N *et al* : Study of active controlled monotherapy used for rheumatoid arthritis, an IL-6 inhibitor (SAMURAI) : evidence of clinical and radiographic benefit from an x ray reader-blinded randomised controlled trial of tocilizumab. *Ann Rheum Dis* **66** : 1162-1167, 2007

8) Finzel S *et al* : Interleukin-6 receptor blockade induces limited repair of bone erosions in rheumatoid arthritis : a micro CT study. *Ann Rheum Dis* **72** : 396-400, 2013

特集 IL-6の発見と薬剤開発の歴史

さまざまな臨床データから，RA治療におけるIL-6阻害療法の有効性を振り返る
—疾患活動性，関節破壊，治療継続率，寛解導入など—

高橋伸典
名古屋大学整形外科

Keynote

IL-6阻害療法は2013年のEULARリコメンデーション以降First-lineの生物学的製剤として他クラスの製剤と同列となった．その最初の製剤であるトシリズマブ（TCZ）について，現在までに国内外問わず豊富なエビデンスが構築されており，First-lineやSecond-lineでの有効性のみならず，TCZ休薬に関するデータも報告されている．TCZの特徴はメトトレキサート（MTX）非併用での有効性が高い点であり，MTX非併用や低用量併用の症例に対して重要な治療手段である．IL-6阻害療法は，更なる高齢化を迎える今後の関節リウマチ治療戦略においても，引き続き重要な役割を果たすと思われる．

はじめに

2008年にIL-6阻害剤であるトシリズマブ（TCZ）が関節リウマチ（RA）患者に対して使用されるようになってから，今年で10年となる．その間に多くのRA患者がその恩恵を受けたことはもちろんであるが，特に2013年版のヨーロッパリウマチ学会（EULAR）リコメンデーションおよび2015年版のアメリカリウマチ学会（ACR）ガイドラインにおいて，抗TNF製剤と同様に第1剤目（First-line）の生物学的製剤として推奨されるようになったことにより，RAの標準的治療戦略におけるTCZの位置づけが固まったと言える．さらに2016年版EULARリコメンデーションでは，メトトレキサート（MTX）を中心とする従来型抗リウマチ薬（conventional synthetic disease-modifying anti-rheumatic drugs：csDMARDs）の非併用症例におけるIL-6阻害剤の優位性が明記され，その重要性はさらに高まっている．本稿では現在までに蓄積された主要なエビデンスを基にして，TCZの有効性と臨床的特徴について今一度振り返ってみたい．

1. MTX，csDMARDs効果不十分症例に対するFirst-lineとしてのTCZ

各種リコメンデーションにおいてRA治療の第1選択薬はMTXとなっているが，認容性などの問題でMTX以外のcsDMARDsから治療が開始される場合もある．TCZを含む生物学的製剤は通常，MTX効果不十分（MTX-IR）もしくはcsDMARDs-IR症例に対して使用される．当然ではあるが，その際の治療成績についてはすでに十分なエビデンス構築がなされ

Keywords
- 関節リウマチ
- IL-6阻害療法
- トシリズマブ
- エビデンス

特集　IL-6の発見と薬剤開発の歴史

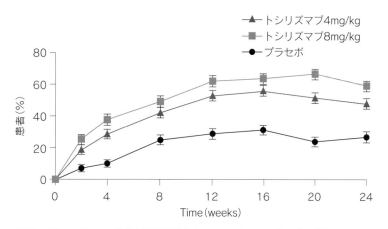

図❶　First-line の生物学的製剤としての，トシリズマブの効果
メトトレキサート効果不十分症例対象の OPTION 試験より，ACR20 反応率の推移．

（Smolen JS et al, 2008[1] より引用）

ている．MTX-IR 対象の OPTION 試験[1]において ACR20 などの良好な治療反応性が示されているし，骨関節破壊についても LITHE 試験[2]においてほぼ完全な進行抑制効果が示されている．csDMARDs-IR 対象試験としては ROSE 試験[3]があり，こちらも TCZ 追加併用の有効性が示されている．csDMARDs-IR 対象の国内試験としては FIRST-Bio 試験[4]が行われており，シングルアームではあるが日本人における TCZ の有効性が示されている．このように First-line biologics としての TCZ の有効性は明らかで，実臨床においても他クラスの製剤と同列に使用が検討されるべきであると考えられた．

・OPTION 試験（MTX vs MTX＋TCZ，海外）（図❶）[1]

MTX-IR の RA 患者を対象とした二重盲検比較試験である．主要評価項目は 24 週時点の ACR20 反応率で，TCZ の追加併用群が，MTX 単剤群と比較して有意に高い反応率を示した（59.0 vs 26.0％）．

・LITHE 試験（MTX vs MTX＋TCZ，海外）[2]

MTX-IR の RA 患者を対象とした二重盲検比較試験である．主要評価項目は 52 週時点での Genant-modified total Sharp score 変化量で，TCZ の追加併用群は MTX 単剤群と比較して有意に関節破壊進行が少なかった（＋0.29 vs＋1.13/年）．

・ROSE 試験（csDMARDs vs csDMARDs＋TCZ，海外）[3]

csDMARDs-IR の RA 患者を対象とした二重盲検比較試験である．主要評価項目である ACR50 反応率は，TCZ 追加併用群が csDMARDs 単剤群と比較して有意に優れていた（30.1 vs 11.2％）．

・FIRST Bio 試験（TCZ±csDMARDs のシングルアーム，国内）[4]

csDMARDs-IR の RA 患者を対象とし，市販後調査として施行された．日本における実臨床下でのデータとして，52 週時点で CDAI（clinical disease activity index）寛解率 36.8％と良好な治療成績を示しただけでなく，34.1％の患者では 52 週までにステロイドが中止となっていた．

2. 抗 TNF 製剤効果不十分症例に対する Second-line としての TCZ

TCZ の発売当初，最も多く使用された患者群は抗 TNF 製剤効果不十分（TNFi-IR）からの切り換え症例であった．これは EULAR リコメンデーションで言えば Phase Ⅲ の段階ということになり，しばしば治

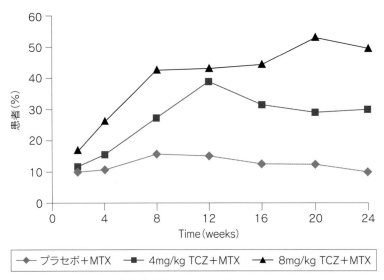

図❷ Second-lineの生物学的製剤としての，トシリズマブの効果
抗TNF製剤効果不十分症例対象のRADIATE試験より，ACR20反応率の推移．
（Emery P et al. 2008[5]より引用）

療に苦慮する患者群であるといえる．純粋な臨床試験としては唯一RADIATE試験があり，主要評価項目であるACR20反応率は50.0%で，PhaseⅢの症例に対するTCZの良好な有効性が示された（図❷）[5]．日本ではREACTION試験のサブ解析[6]としてTNFi-IR症例におけるTCZの有効性が報告されている．52週時点でのDAS28-ESR（disease activity score 28-erythrocyte sedimentation rate）寛解率も43.7%と良好であったが，それだけでなく構造的寛解率（Δtotal sharp score≦0）も66.7%におよび，日本人の実臨床データにおいても，TNFi-IRの症例に対して優れた有効性を持つことが示された．

・RADIATE試験（MTX vs MTX+TCZ，海外）（図❷）[5]

TNFi-IRのRA患者を対象とした二重盲検比較試験である．24週時点のACR20/50/70反応率はTCZ追加併用群で50.0/28.8/12.4%であり，MTX単剤群の10.1/3.8/1.3%と比較して有意に優れていた．

・REACTION試験のサブ解析（TCZ±csDMARDsのシングルアーム，国内）[6]

日常診療下におけるTCZ投与例の多施設有効性解析であるREACTION試験の登録患者から，TNFi-IR症例のみを抽出して解析を行った報告．

3．TCZの減量・休薬の可能性について

寛解達成後の治療調整段階において，経済的理由などからTCZの減量もしくは休薬が必要となる場面は実臨床上多く存在する．日本のDREAM試験[7]はTCZ単剤治療からの中止に関する試験である．ステロイドを除きほぼドラッグフリー寛解の検証ということになるが，それでも症例を選べば1年間で38%と良好な寛解維持率を示したと報告されている．また海外データではあるが，Aguilar-Lozanoら[8]によりMTXを継続しながらのTCZ休薬，すなわちバイオフリー寛解についての検証が行われており，1年間で44%と他の製剤と遜色のない達成率が報告されている．さらにDREAM試験で活動性の亢進を認めた症例において，TCZ再開によって12週間後には88.5%の患者が再度寛解導入されていたという点からも，必要に応じてTCZの減量や休薬を試みることは，実臨床下において現実的な治療オプションであると考えられる．

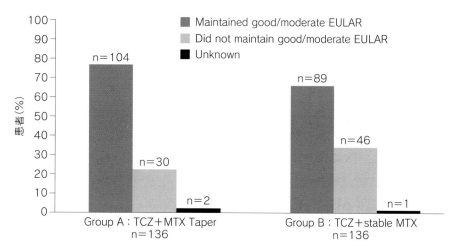

図❸ メトトレキサート（MTX）の漸減中止は，トシリズマブ（TCZ）の治療反応性維持率に影響しない
MTX中止後12週間時点でのgood/moderate EULAR response達成率．MTX＋TCZの治療によりgood/moderate EULAR responseを達成した症例において，MTX中止後12週時点における，MTX維持群に対するMTX漸減中止群の非劣性が示された．

（Edwards CJ et al, 2018[13]より引用）

・DREAM試験（TCZ単剤治療からのTCZ中止，日本）[7]

わが国で行われたTCZ単剤試験からの移行症例より，連続3回の疾患活動性評価のうち2回以上低疾患活動性（DAS28-ESR<3.2）を達成していた患者が対象．TCZ単剤治療を中止し，52週までの低疾患活動性維持率を評価している．全体では低疾患活動性維持率は13.4%と高い数字ではなかったが，TCZ中止時点で血中マトリックスメタロプロテアーゼ（MMP）-3およびIL-6濃度が共に正常範囲内であった患者においては，38.0%と良好な維持率を示した．

・TCZ休薬試験（TCZ＋MTX治療からのTCZ中止，海外）[8]

RADIATE，ROSE，AMBITION，OPTION各試験からの移行症例より，TCZ最終投与時に臨床的寛解（DAS28≦2.6）かつ腫脹関節無しの症例が対象．全例がMTXを継続しつつTCZを休薬し，12ヵ月後の寛解維持率は44.0%であった．

4. TCZ治療におけるMTX併用の必要性

AMBITION試験[9]で示されたように，TCZは単剤同士の比較においてMTXに対する優位性を示した初めての生物学的製剤であり，これは抗TNF製剤やアバタセプトには見られない特徴である．さらにADACTA試験[10]ではMTX非併用という状況下において，抗TNF製剤の代表格であるアダリムマブに対するTCZの優位性が認められ，EULARリコメンデーションで記載されたように，MTX非併用症例に対する有効な治療オプションであることが示された．

MTX併用の必要性が少ないとなると，MTX-IR症例に対してTCZを導入する際に，MTXを継続する必要があるかどうかという疑問がでてくる．海外のACT-RAY[11]および日本のSURPRISE[12]両試験において，骨関節破壊の抑制という観点からはMTX継続がより有効であり，さらにSURPRISE試験においては24週での有効性もMTX継続群が高い結果であった点からも，少なくともTCZの併用開始初期においてはMTXの継続が推奨されると考えられる．しかし，寛解達成後のMTX漸減・中止についてはACT-TAPER試験において非劣性が示されており

（図❸）[13]，患者の高齢化などによって MTX が使いづらくなった場合には，TCZ を継続しながらの MTX 減量は重要な治療オプションとなると考えられる.

・AMBITION 試験（MTX 単剤 vs TCZ 単剤，海外）[9]

MTX 未使用の RA 患者を対象とした二重盲検比較試験である. TCZ 単剤は MTX 単剤と比較して有意に高い ACR20/50/70 の達成率を示し，単剤同士の比較において MTX に対する優位性を示した.

・ADACTA 試験（アダリムマブ単剤 vs TCZ 単剤，海外）[10]

生物学的製剤での治療歴のない RA 患者を対象とした二重盲検比較試験である. アダリムマブ単剤と比較して TCZ 単剤治療群における DAS28 スコアの低下が有意に優れていることが示された.

・ACT-RAY 試験（MTX 中止＋TCZ vs MTX 継続＋TCZ，海外）[11]

MTX-IR の RA 患者を対象とした二重盲検比較試験である. 52 週時点での関節破壊の非進行率においてわずかに差が認められたが（MTX 中止群：86.1%，MTX 継続群：92.8%），主要評価項目である 24 週時点および 52 週時点において，ACR20/50/70 の達成率は両群で同等であった.

・SURPRISE 試験（MTX 中止＋TCZ vs MTX 継続＋TCZ，日本）[12]

MTX-IR の RA 患者を対象とした二重盲検比較試験である. 構造的寛解達成率（Δmodified total Sharp score：mTSS≦0.5）は両群で差を認めなかったが，著しく関節破壊が進行した患者（ΔmTSS≧3）の割合は MTX 中止群で 15.3%，MTX 継続群で 7.4% と，中止群のほうが多かった. また，52 週時点での DAS28-ESR 寛解率は両群で差が無かったが，24 週では MTX 中止群で 55.0%，MTX 継続群で 69.6% と，中止群のほうが低かった.

・ACT-TAPER 試験（MTX 減量＋TCZ vs MTX 維持＋TCZ，海外）（図❸）[13]

MTX-IR の RA 患者を対象とした二重盲検比較試験である. 全例に TCZ を追加併用し，24 週後に moderate EULAR response を達成していた症例が，MTX 維持群または MTX 減量・中止群に無作為割付けされた. 減量・中止群では MTX が漸減され 48 週時点で MTX 中止となる. 主要評価項目は 60 週時点での moderate EULAR response 維持率で，減量・中止群で 76.5%，維持群で 65.4% であり，減量・中止群の非劣性が示された.

おわりに

以上のように TCZ は，First-line と Second-line どちらにおいても優れた治療効果を発揮し，安定後には休薬を試みることも可能であるという，現代 RA 治療における標準的治療薬として十分なエビデンスを備えた生物学的製剤である. さらには MTX 非併用でも十分な治療効果を発揮できるという優れた薬剤特性があり，高齢化に伴う腎機能障害などで MTX が使えない，もしくは低用量しか使えないという場合には，非常に重要な治療オプションとなる製剤である. IL-6 阻害療法は，ますます患者の高齢化が進むと予想される今後の状況下において，より良い RA 治療戦略を構築するために，更なる治療成績の向上を目標としていく中で，引き続き重要な役割を果たしていくと考えられる.

○○ 文 献 ○○

1) Smolen JS *et al*：Effect of interleukin-6 receptor inhibition with tocilizumab in patients with rheumatoid arthritis（OPTION study）：a double-blind, placebo-controlled, randomised trial. *Lancet* **371**：987-997, 2008

2) Fleischmann RM *et al*：Tocilizumab inhibits structural joint damage and improves physical function in patients with rheumatoid arthritis and inadequate responses to methotrexate：LITHE study 2-year results. *J Rheumatol* **40**：113-126, 2013

3) Yazici Y *et al*：Efficacy of tocilizumab in patients with moderate to severe active rheumatoid arthritis and a previous inadequate response to disease-modifying

antirheumatic drugs: the ROSE study. *Ann Rheum Dis* **71**: 198-205, 2012

4) Ishiguro N *et al*: Effectiveness and safety of tocilizumab in achieving clinical and functional remission, and sustaining efficacy in biologics-naive patients with rheumatoid arthritis: The FIRST Bio study. *Mod Rheumatol* **27**: 217-226, 2017

5) Emery P *et al*: IL-6 receptor inhibition with tocilizumab improves treatment outcomes in patients with rheumatoid arthritis refractory to anti-tumour necrosis factor biologicals: results from a 24-week multicentre randomised placebo-controlled trial. *Ann Rheum Dis* **67**: 1516-1523, 2008

6) Tanaka Y *et al*: Effect of interleukin-6 receptor inhibitor, tocilizumab, in preventing joint destruction in patients with rheumatoid arthritis showing inadequate response to TNF inhibitors. *Mod Rheumatol* **24**: 399-404, 2014

7) Nishimoto N *et al*: Drug free REmission/low disease activity after cessation of tocilizumab (Actemra) Monotherapy (DREAM) study. *Mod Rheumatol* **24**: 17-25, 2014

8) Aguilar-Lozano L *et al*: Sustained clinical remission and rate of relapse after tocilizumab withdrawal in patients with rheumatoid arthritis. *J Rheumatol* **40**: 1069-1073, 2013

9) Jones G *et al*: Comparison of tocilizumab monotherapy versus methotrexate monotherapy in patients with moderate to severe rheumatoid arthritis: the AMBITION study. *Ann Rheum Dis* **69**: 88-96, 2010

10) Gabay C *et al*: Tocilizumab monotherapy versus adalimumab monotherapy for treatment of rheumatoid arthritis (ADACTA): a randomised, double-blind, controlled phase 4 trial. *Lancet* **381**: 1541-1550, 2013

11) Dougados M *et al*: Clinical, radiographic and immunogenic effects after 1 year of tocilizumab-based treatment strategies in rheumatoid arthritis: the ACT-RAY study. *Ann Rheum Dis* **73**: 803-809, 2014

12) Kaneko Y *et al*: Comparison of adding tocilizumab to methotrexate with switching to tocilizumab in patients with rheumatoid arthritis with inadequate response to methotrexate: 52-week results from a prospective, randomised, controlled study (SURPRISE study). *Ann Rheum Dis* **75**: 1917-1923, 2016

13) Edwards CJ *et al*: Tapering versus steady-state methotrexate in combination with tocilizumab for rheumatoid arthritis: a randomized, double-blind trial. *Rheumatology* (*Oxford*) **57**: 84-91, 2018

特集 IL-6の発見と薬剤開発の歴史

血管炎におけるIL-6のかかわり
―発症の機序と治療標的としてのIL-6―

堤野みち[1]　針谷正祥[2]

1) 東京女子医科大学附属膠原病リウマチ痛風センター
2) 東京女子医科大学附属膠原病リウマチ痛風センターリウマチ性疾患薬剤疫学研究部門

Keynote

血管炎とは全身の様々な血管の血管壁に炎症が生じる疾患の総称で，傷害される血管のサイズにより大型・中型・小型血管炎に分類される．これらの血管の傷害機序には，自己免疫応答を介した細胞性免疫や液性免疫の異常が関与しており，炎症性サイトカインが病態形成に重要と考えられている．近年，その中でも，インターロイキン（IL）-6の重要性が着目され，わが国では2017年に抗IL-6受容体抗体であるトシリズマブが既存治療で効果不十分な高安動脈炎，巨細胞性動脈炎の治療薬として薬事承認された．また，小型血管炎である抗好中球細胞質抗体関連血管炎においてもIL-6の関与が着目され，治療標的としての可能性を示唆する知見が集積されつつある．本稿では，これらについて概説する．

はじめに

血管炎には原発性血管炎と続発性血管炎があり，原発性血管炎は，炎症が生じる血管のサイズにより，主として，大型血管炎，中型血管炎，小型血管炎に分類される．これらの血管の傷害機序には，自己免疫応答を介した細胞性免疫や液性免疫の異常が関与しており，炎症性サイトカインが病態形成に重要と考えられている．近年，その中でも，インターロイキン（interleukin：IL）-6の重要性が着目され，わが国では2017年に抗IL-6受容体抗体であるトシリズマブ（tocilizumab：TCZ）が既存治療で効果不十分な高安動脈炎（Takayasu arteritis：TAK），巨細胞性動脈炎（giant cell arteritis：GCA）の治療薬として薬事承認された．また，抗好中球細胞質抗体（ANCA）関連血管炎（ANCA-associated vasculitis：AAV）においても，IL-6が治療標的として着目されており，TCZの治療薬としての可能性を示唆する知見が集積されつつある．本稿では，これらについて概説する．

1. 大型血管炎

GCAは，高齢者に好発する，大動脈やその主要分岐などの大血管が侵される巨細胞を伴う肉芽腫性血管炎である．発症機序は完全には理解されていないが，以下のような機序が示唆されている[1]．遺伝的素因を背景とし，感染などの環境因子がトリガーとなって血管壁外膜に存在する樹状細胞の分化，活性化が引き起こされる．活性化した樹状細胞は種々のサイトカイン，ケモカインを産生し，CD4$^+$ T細胞を動員し，それらをTh1/Th17細胞に分化させ，そ

Keywords

- 高安動脈炎
- 巨細胞性動脈炎
- 抗好中球細胞質抗体関連血管炎
- インターロイキン-6
- トシリズマブ

れぞれ，インターフェロン（interferon：IFN）-γ，IL-17を産生し，血管壁の慢性的な炎症を引き起こす．また，IFN-γに曝露された血管内皮細胞や血管平滑筋細胞はケモカインを産生し，さらにTh1細胞やCD8[+]細胞，単球を動員する．単球は，マクロファージに分化し，IFN-γに持続的に曝露されるとGCAの組織学的特徴である巨細胞を形成する．また，血管平滑筋細胞は血管壁の破壊やリモデリングに関与し，内膜増殖による血管腔の閉塞を引き起こすと考えられている．

TAKは，日本から報告された若年者に好発する，大動脈やその主要分岐が傷害される大型血管炎である．GCAとは，好発年齢には違いがあるが，病理組織学的には巨細胞を伴う肉芽腫を形成する大動脈炎であり，また罹患部位にも大きな差異がないことから，両疾患は同じ範疇の疾患である可能性も示唆されており[2]，発症機序もGCAと類似の機序が示唆されている[3]．

上述のように，GCA，TAKの両疾患の病態には炎症性サイトカインが関与していることが示唆される．GCA，TAKいずれの患者でも，血清中のIL-6濃度上昇や罹患組織での発現亢進が示され，それらが疾患活動性と相関することが報告されている[1)4]．加えて，従来の治療に抵抗性の症例に抗IL-6受容体抗体であるTCZが奏功した症例報告もなされており[5)6]，IL-6の両疾患の治療標的としての可能性が示唆されてきた．これらのことを背景に，近年，TCZのGCAおよびTAKに対する有効性，安全性を検証するための臨床試験が実施された．

1）GCA患者を対象とした第Ⅲ相試験

生検または画像で診断された，50歳以上の初発あるいは再燃の活動性GCA患者を対象に，プラセボ対照無作為化二重盲検並行群間比較試験が，欧米諸国において実施された[7]．治験薬の用法用量は，TCZ 162 mgを1週もしくは2週間隔，または，プラセボを1週間隔で52週間皮下注射，副腎皮質ステロイド（glucocorticoid：GC）は規定に従い，TCZ投与例では26週で，プラセボ投与例では26もしく

は52週で漸減・中止することとされた．251例が，ベースラインのGCの用量を層別因子として，TCZ1週間隔投与群（TCZ1W群），TCZ2週間隔投与群（TCZ2W群），GCを26週で漸減するプラセボ群（プラセボ群），52週で漸減するプラセボ群（プラセボ52群）の4群に無作為化された．

主要評価項目は，治験薬投与開始後12週以内に寛解導入され，GCの漸減が規定通り実施され，52週時点で寛解を維持していた患者の割合（52週寛解維持割合）とされた．52週寛解維持割合は，プラセボ群とTCZ1W群およびTCZ2W群との各比較において統計学的な有意差が認められ，TCZ162mgの1週間隔および2週間隔投与のプラセボに対する優越性が示され，プラセボ52群との比較では，優越性を示すには至らなかったが，TCZ1W群およびTCZ2W群で高い傾向が示された（**表❶**）．また，再発までの期間は，TCZ1W群およびTCZ2W群でプラセボ群より長く，GCの累積投与量は，TCZ1W群およびTCZ2W群でプラセボ群より少ないことが示された．

有害事象の発現頻度は，各群で差異は認められず，感染症の頻度がいずれの群においても高く，重篤感染症の発現は，TCZ1W群で7％，TCZ2W群で4％，プラセボ群で4％，プラセボ52群で12％に認められた．

この試験結果により，2017年，米国においてTCZはGCAの治療薬として薬事承認された．わが国においては，GCA患者を対象とした治験は実施されていないが，この試験結果，後述するTAKの臨床試験において，TCZの一定の臨床的効果が示されたこと，GCAとTAKの病態の類似性から，わが国におけるGCA患者に対する効果が期待されると判断され，薬事承認がなされた[8]．

2）TAK患者を対象とした第Ⅲ相試験

試験登録前12週の間に，GC（プレドニゾロン換算0.2 mg/kg/日以上）投与にもかかわらず再燃し，寛解導入のために少なくとも再燃時の2倍の用量のGCで加療された，12歳以上のTAK患者を対象に，

表❶ 巨細胞性動脈炎患者における TCZ のプラセボに対する有効性の評価

	TCZ1W 群 N=100	TCZ2W 群 N=49	プラセボ群 N=50	プラセボ 52 群 N=51
52 週寛解維持割合 n（%）	56（56）	26（53）	7（14）	9（18）
プラセボ群との群間差［99.5%信頼区間］ P 値*	39［15-63］ <0.001	35［8-62］ <0.001		
プラセボ 52 群との群間差［99.5%信頼区間］ P 値**	26［3-49］ 0.003	22［−6-49］ 0.03		
再発までの期間（日，中央値［99.5%信頼区間］）	NE	NE	165［120-260］	295［168-NE］
プラセボ群に対するハザード比	0.23 ［0.11-0.46］	0.28 ［0.12-0.66］		
GC の累積投与量（中央値［最小−最大］，mg） P 値***	1862 ［1582-1942］ <0.001	1862 ［1568-2240］ <0.001	3296 ［2730-4024］	3818 ［2818-4426］

　*：ベースライン時のプレドニゾロン用量で調整した Cochran-Mantel-Haenszel 検定．P＜0.005 の場合に優越性を示す設定とされた
　**：ベースライン時のプレドニゾロン用量で調整した Cochran-Mantel-Haenszel 検定．P＜0.01 の場合に優越性を示す設定とされた
　***：ベースライン時のプレドニゾロン用量で層別化した van Elteren 検定
NE：not evaluable

(Stone JH *et al*, 2017[7]）より引用）

プラセボ対照無作為化二重盲検並行群間比較試験がわが国において実施された[9]．TCZ162mg またはプラセボを 1 週間隔で皮下注射し（再燃または試験終了時まで），GC は治験薬投与開始後 4 週間は減量せず，その後プレドニゾロン換算 0.1 mg/kg/日まで毎週 10%ずつ減量することとされた．36 例が，ベースラインの GC の用量を層別因子として，TCZ 投与群（TCZ 群），プラセボ投与群（プラセボ群）に無作為化された．

　主要評価項目は，TAK の再燃までの期間とされた．再燃した症例は，TCZ 群で 44.4%（8/18 例），プラセボ群で 61.1%（11/18 例）で，再燃までの期間については，両群間で有意な差異は認められなかった（表❷）．

　有害事象は，TCZ 群で 77.8%，プラセボ群で 61.1%に認められ，感染症の頻度がいずれの群においても高く，TCZ 群で 50%，プラセボ群で 33.3%に認められた．

　この試験では，主要評価項目において，TCZ の優越性を示すことができなかったが，TCZ 群では，再燃までの期間が延長する傾向が認められ，再燃の定義に用いられた複数の項目毎に評価した再燃までの期間も TCZ 群で延長する傾向が示され，GC の減量効果も示唆され（表❷），これらの効果に臨床的意義

はあると判断され，TAK に対する治療薬として薬事承認された[8]．

2. 抗好中球細胞質抗体関連血管炎

　AAV は，ANCA が病態に関連する全身の小型血管炎で，顕微鏡的多発血管炎（microscopic polyangiitis：MPA），多発血管炎性肉芽腫症（granulomatosis with polyangiitis：GPA），好酸球性多発血管炎性肉芽腫症の 3 疾患が含まれる．ANCA が血管炎を引き起こす主な機序としては，感染などにより産生された腫瘍壊死因子をはじめとする炎症性サイトカインが好中球に作用して，ANCA の対応抗原であるミエロペルオキシダーゼ（MPO）やプロテイナーゼ 3（PR3）を細胞膜に表出させ，これに ANCA が結合すること，もしくは，好中球の細胞膜上または近傍で MPO や PR3 に結合した ANCA が Fcγ 受容体を介して好中球に結合することにより，好中球の過剰な活性化が誘導され，サイトカインの異常産生を介して血管内皮細胞を障害するとする ANCA-サイトカインシークエンス説が提唱されている[10]．

　IL-6 は，炎症にかかわる重要なサイトカインであり，MPA，GPA 患者血清中の濃度上昇や罹患組織での発現の亢進が示され，それらが疾患活動性と相関

特集　IL-6 の発見と薬剤開発の歴史

表❷　高安動脈炎患者における TCZ のプラセボに対する有効性の評価

	TCZ 群 N=18	プラセボ群 N=18
再燃例 n（%）	8（44.4）	11（61.1）
再燃までの期間（週，中央値［95%信頼区間］）	NE［12.1-NE］	12.1［10.7-16.0］
ハザード比［95.41%信頼区間］* P 値**	0.41［0.15-1.10］ P=0.0596	
各評価項目で評価した再燃例 n（再燃例における割合，%）		
客観的全身症状	1（12.5）	4（36.4）
主観的全身症状	8（100）	9（81.8）
炎症マーカーの上昇	2（25）	5（45.5）
血管徴候，症状	7（87.5）	9（81.8）
虚血症状	2（25）	2（18.2）
画像評価（CT あるいは MRI）	2（25）	1（9.1）
経口副腎皮質ステロイド		
ベースラインの投与量　中央値［最小値，最大値］	26.5［20, 100］	30［20, 45］
再燃または最終観察時点の投与量　中央値［最小値，最大値］	9.1［4, 32］	11.9［4, 20］
再燃または最終観察時点で投与量が 10 mg/日以下の症例　n（%）	11（61.1）	7（38.9）

＊：年齢カテゴリを層とした Cox 比例ハザードモデル
＊＊：年齢カテゴリを層とした Log-rank 検定，O'Brien Fleming 型の α 消費関数に基づき，最終解析時の有意水準は両側 0.0459 とされた
NE：not evaluable

（Nakaoka Y *et al*, 2018[9]）より引用）

することが報告されている[11]．また，MPA の動物モデルである SCG/Kj マウスの血中 IL-6 濃度は，腎糸球体半月体形成の割合と相関し，抗 IL-6 受容体抗体投与により腎炎が軽快したことが報告された[12]．また，これまでに，既存治療に抵抗性の AAV 症例に TCZ が奏功した症例が報告されている[13]．さらに，MPA 患者に対する TCZ 投与に関する前向きコホート研究が報告されている[14]．

　これらの知見を背景として，現在，MPA および GPA に対する TCZ による寛解導入，寛解維持治療についての，有効性，安全性，薬物動態に関する医師主導治験が計画され，試験実施に向けた準備が進行中である[15]．

おわりに

　以上に述べたように，GCA，TAK および MPA，GPA では，IL-6 の病態への関与，治療標的としての可能性が示唆されており，実際に，既存治療で効果不十分な GCA，TAK に対しては，2017 年から TCZ を治療薬として用いることができるようになっている．

　GCA に対しては，TCZ の寛解導入および寛解維持の効果が海外の臨床試験で確認されたが，わが国の GCA 患者における臨床試験は実施されていない．また，TAK 患者における臨床試験は，寛解導入効果ではなく，再燃までの期間の延長効果を検証するものであり，プラセボ群に対する優越性は統計学的には検証されなかったものの，その他の評価項目の結果もふまえて，TCZ 投与の効果は臨床的に意義があるとの判断による薬事承認であった．したがって，GCA および TAK 患者を TCZ で加療する場合には，対象症例を慎重に考慮し，有効性や安全性についても今後の情報の集積に注視していく必要がある．MPA，GPA に対する TCZ の有効性，安全性については，現在進行中の治験の結果が待たれるところである．

○○ 文 献 ○○

1) Samson M *et al*：Recent advances in our understanding of giant cell arteritis pathogenesis. *Autoimmun Rev* **16**：833-844, 2017

2) Jennette JC *et al*：2012 revised International Chapel Hill Consensus Conference Nomenclature of Vasculitides.

Arthritis Rheum **65**：1-11, 2013

3）Arnaud L *et al*：Pathogenesis of Takayasu's arteritis：a 2011 update. *Autoimmun Rev* **11**：61-67, 2011

4）Kong X *et al*：The critical role of IL-6 in the pathogenesis of Takayasu arteritis. *Clin Exp Rheumatol* **34**（3 Suppl 97）：S21-S27, 2016

5）Nishimoto N *et al*：Successful treatment of a patient with Takayasu arteritis using a humanized anti-interleukin-6 receptor antibody. *Arthritis Rheum* **58**：1197-1200, 2008

6）Devauchelle-Pensec V *et al*：Efficacy of first-line tocilizumab therapy in early polymyalgia rheumatica：a prospective longitudinal study. *Ann Rheum Dis* **75**：1506-1510, 2016

7）Stone JH *et al*：Trial of Tocilizumab in Giant-Cell Arteritis. *N Engl J Med* **377**：317-328, 2017

8）アクテムラ皮下注162 mg シリンジ/アクテムラ皮下注162 mg オートインジェクター審査報告書. http://www.pmda.go.jp/drugs/2017/P20170825001/450045000_22500AMX00871000_A100_1.pdf

9）Nakaoka Y *et al*：Efficacy and safety of tocilizumab in patients with refractory Takayasu arteritis：results from a randomised, double-blind, placebo-controlled, phase 3 trial in Japan（the TAKT study）. *Ann Rheum Dis* **77**：348-354, 2018

10）有村義宏ほか：ANCA 関連血管炎　診療ガイドライン 2017. Ⅲ-1.1.1. 診断と治療社，東京，2017

11）Ohlsson S *et al*：Circulating cytokine profile in anti-neutrophilic cytoplasmatic autoantibody-associated vasculitis：prediction of outcome? *Mediators Inflamm* **13**：275-283, 2004

12）Nagao T *et al*：Correlation of interleukin-6 and monocyte chemotactic protein-1 concentrations with crescent formation and myeloperoxidase-specific anti-neutrophil cytoplasmic antibody titer in SCG/Kj mice by treatment with anti-interleukin-6 receptor antibody or mizoribine. *Microbiol Immunol* **57**：640-650, 2013

13）Berti A *et al*：Interleukin-6 in ANCA-associated vasculitis：Rationale for successful treatment with tocilizumab. *Semi Arthritis Rheum* **45**：48-54, 2015

14）Sakai R *et al*：Corticosteroid-free treatment of tocilizumab monotherapy for microscopic polyangiitis：a single-arm, single-center, clinical trial. *Mod Rheumatol* **26**：900-907, 2016

15）日本医師会臨床試験登録システム：顕微鏡的多発血管炎および多発血管炎性肉芽腫症に対するトシリズマブの有効性，安全性，薬物動態に関する医師主導治験. https://dbcentre3.jmacct.med.or.jp/JMACTR/App/JMACTRE02_04/JMACTRE02_04.aspx?kbn＝3&seqno＝7416

特集 IL-6の発見と薬剤開発の歴史

神経疾患とIL-6のかかわり：神経免疫疾患を中心に

荒木 学　山村 隆
国立精神・神経医療研究センター多発性硬化症センター・神経研究所免疫研究部

Keynote

中枢神経系においてIL-6はリンパ球に作用し免疫反応や炎症反応を引き起こす重要なサイトカインであるが，アストロサイトやミクログリアなどのグリア細胞の活性化によりIL-6が産生され，神経免疫疾患のみならず，神経変性疾患や精神疾患などの様々な中枢神経疾患の病態と関連する．IL-6が病態に強く影響する神経免疫疾患の代表は視神経脊髄炎，神経ベーチェット病，自己免疫性脳炎などである．IL-6が自己抗体の産生，細胞傷害性T細胞の活性化，好中球の機能亢進など免疫病態に深く関与するため，IL-6阻害療法の有効性が期待できる．

はじめに

脳を代表とする中枢神経系（central nervous system：CNS）は全身の免疫系から隔絶された環境にあり，免疫反応や炎症反応が起こりにくい免疫特権（immune privilege）を有する．しかし，血液脳関門（blood-brain barrier：BBB）の破綻による病原性リンパ球のCNSへの侵入，または，CNS内の免疫応答の異常が生じると，多発性硬化症（multiple sclerosis：MS）を代表とする様々な神経免疫疾患が引き起こされる．近年，神経免疫疾患のみならず神経変性疾患においても，制御性T細胞（Treg）やミクログリアの機能異常が病態に関連していることが報告され，神経系と免疫系の関連が注目されている．免疫システムの情報伝達の役目を担うサイトカインはCNS内においても重要な役割を担っており，インターロイキン（interleukin：IL）-1β，IL-6，tumor necrosis factor（TNF）-α，interferon（IFN）-αなどのサイトカインの調節不全は神経免疫疾患，感染性脳炎・脳症（ヘルペス脳炎やHIV関連脳症），神経変性疾患〔アルツハイマー病（Alzheimer disease：AD）やパーキンソン病（Parkinson disease：PD）〕，精神疾患（うつ病）においてCNS内で増加することが報告されている[1)〜3)]．本稿ではIL-6に注目し，神経難病の一つである視神経脊髄炎（neuromyelitis optica：NMO）を中心に様々な神経疾患の病態との関連について述べる．

1. IL-6の多面的作用と関連疾患

IL-6の発見に至る経緯とその作用機序の詳細には他稿に譲るが，活性化B細胞を抗体産生細胞へ分化させるT細胞由来因子は分子クローニングを経てIL-6の名称が与えられた[4)5)]．IL-6の作用機序は多面的で（pleiotropic effect），B細胞や単球の分化誘導，T細胞の活性化といった免疫系の作用はもちろんの

Keywords

- インターロイキン6（IL-6）
- 神経免疫疾患
- 視神経脊髄炎
- 神経ベーチェット病
- 自己免疫性脳炎

こと，肝細胞に作用しCRPなどの急性炎症性タンパク質の産生，巨核球成熟化による血小板増多，破骨細胞の活性化による骨吸収など多岐に渡る．IL-6はTregに抑制的に作用する一方，慢性炎症に関連するヘルパーT細胞サブセットTh17細胞の分化誘導に重要であり[6]，関節リウマチ（rheumatoid arthritis：RA），全身性エリテマトーデス（systemic lupus erythematosus：SLE），クローン病などの自己免疫疾患の病態に関連する．その他にもリンパ増殖性疾患のキャッスルマン病，動脈硬化症，糖尿病，気管支喘息，多発性骨髄腫など様々な疾患の病態形成に関連することが報告されている．

2. 中枢神経系におけるIL-6の作用と関連する神経疾患

CNS内におけるIL-6の作用は主として，1）炎症性サイトカイン，2）神経栄養因子，の2つに大別される．IL-6産生細胞は，末梢から侵入したリンパ球，グリア細胞のアストロサイトやミクログリアが挙げられる．炎症性サイトカインとしてIL-6はグリア細胞の増殖を促し，増殖したアストロサイトは各種炎症メディエーターを産生する他，リンパ球の走化性にも寄与する．一方，ミクログリアの増殖は神経細胞に対し神経毒性と神経保護の両面性の作用を示す．また，BBBの破綻を防ぎ構造や機能を維持する作用があることも報告されている．一方，神経栄養因子としてのIL-6は，酸化ストレスや低酸素に対し保護的に作用すること，神経幹細胞や前駆細胞からニューロン，アストロサイト，オリゴデンドロサイトへの分化誘導の作用がある．神経再生への影響については対立するデータがあり一定の見解には至っていない．

IL-6が病態に関連する中枢神経疾患の中で神経変性疾患については多くの知見があり，ADでは血液，髄液，アミロイドβ（Aβ）タンパクの蓄積によるプラーク周囲で，また，PDでも髄液や線条体などの病態と関連する局所でのIL-6増加が報告されている．ADではAβがグリア細胞を活性化しIL-6を産生，病態促進的に作用すると考えられているが，病初期にはプラーク除去など保護的に働く場合もある．PDに関しても重症度と逆相関するデータやドーパミン作動性ニューロンに神経保護作用を示すデータがあり，神経変性疾患におけるIL-6の作用機序は神経変性と神経保護の両面を有する可能性がある．

3. IL-6と神経免疫疾患

CNS内でIL-6が増加する代表的な神経免疫疾患として，神経ベーチェット病とNMOについて述べる．

ベーチェット病は口腔内アフタ，陰部潰瘍，ぶどう膜炎などの眼症状，結節性紅斑様皮疹などの皮膚症状を主症状とし，20〜40歳台の男性に多く，ヒト白血球抗原（human leukocyte antigen：HLA）-B51の陽性率が高い特徴がある．神経ベーチェット病はベーチェット病の約10〜20％に合併すると言われており，中枢神経症状が先行する場合もある[7]．病型は急性型（脳幹脳炎，髄膜炎）と慢性進行型（高次脳機能障害）に分類される．ゲノム解析でHLA-A，HLA-B，IL-10，IL-23R/IL-12Rが疾患感受性遺伝子として同定された他，免疫病態は好中球の機能亢進による組織障害が主体と考えられている．何らかの抗原提示を受けた抗原提示細胞がT細胞を活性化しナイーブT細胞がTh17細胞やTh1細胞に分化し，それぞれIL-6，IL-17，TNF-αとIFN-γなどのサイトカインを産生し，好中球や細胞傷害性T細胞の活性化と遊走能亢進を引き起こすと考えられている．神経ベーチェット病の治療は，急性型や病初期は副腎皮質ステロイド（経口投与，パルス療法）が選択されるが，アザチオプリンやシクロホスファミドも有効とされている．一方，慢性進行型や再発予防にはメトトレキサートなどの免疫抑制薬が有効とされる．治療抵抗例に対してTNF-α阻害薬インフリキシマブが保険適応となっている他，抗IL-6受容体抗体トシリズマブ（tocilizumab：TCZ）や抗IL-1β抗体カナキヌマブが有効であることも複数報告されている．

NMOは，単相性または再発性に中枢神経系に炎症をきたす免疫性神経疾患で，女性比率が高く30〜

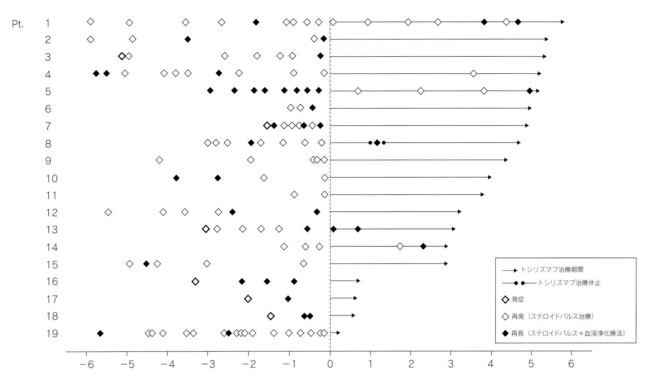

図❶ NMO19名のトシリズマブ治療前後の臨床経過（15名が治療開始から3年以上経過している）

40歳台の発症が多い．MSとの異同について長らく議論されてきたが，水輸送チャネル蛋白であるアクアポリン4（aquaporin-4：AQP4）を標的とした疾患特異的な抗AQP4抗体が発見された．AQP4は脳・脊髄・視神経に多く存在し，BBBの構造に重要な役割を担うアストロサイトの足突起に豊富に存在する．NMOにおける抗AQP4抗体の役割としては，BBBの破綻と透過性亢進，補体の活性化，免疫グロブリンや補体の活性化，グルタミン酸トランスポーターの障害による神経細胞やオリゴデンドロサイトに対する興奮毒性などの機序があるとされている．これらの抗AQP4抗体の働きによりNMOの病巣ではアストロサイトを中心に高度の壊死性変化を伴う病理像を呈する特徴を示す．サイトカインについては，NMO患者の髄液や血清においてTh17関連（IL-6, IL-17など），Th2関連（IL-4, IL-5, IL-13など）サイトカインの増加が報告されている[8]．特に，IL-6はMSに比べ有意に高値を示し，再発時により顕著となることから，鑑別診断や疾患活動性のマーカーとして有用である．NMOの再発予防治療は副腎皮質ステロイド，および免疫抑制薬が選択されるが，免疫病態の特徴からIL-6阻害療法，B細胞除去療法，および，抗補体療法の第3相試験が進捗中である．

4. 視神経脊髄炎とIL-6阻害療法：基礎研究から臨床試験へのトランスレーショナル・リサーチ

2011年Chiharaらにより，NMO患者の末梢血中の形質芽細胞（plasmablast：PB）が増加し，再発時により高値を示すことが報告された[9]．さらに，PBは抗AQP4抗体の産生細胞であり，その生存維持にIL-6が必要であることを明らかにした．これらの結果から，IL-6がNMOにおける治療標的になるとの仮説を立て，IL-6阻害療法としてすでにRA, 若年性特発性関節炎，キャッスルマン病に承認されている抗IL-6受容体モノクローナル抗体TCZを用いて，NMOに対するTCZの有効性と安全性を検討する臨床試験を2011年に開始した（UMIN000005889, UMIN000007866）．難治性NMO患者7名に対し1年間のTCZ治療を行い，治療前と比べ再発率は

86%低下した（P＜0.005）．慢性の神経障害性疼痛や疲労の改善を認めたことも特徴的であった[10]．長期の有効性については，3年以上のTCZ治療を行った15名中10名はTCZ治療期間中（3年4ヵ月〜6年4ヵ月）に再発なく経過している（**図❶**）．免疫学的解析では，抗AQP4抗体とその産生細胞PBがTCZ治療により減少した一方，Tregや制御性（CD56[high]）NK細胞が増加する作用機序を有することも明らかになった（松岡ら，投稿準備中）．神経障害性疼痛や疲労は活性化グリア細胞の産生するIL-6やTNF-αなどの炎症性サイトカインが関連することが報告されており，これらの機序に対しTCZが効果を示した可能性が考えられた．われわれの報告がproof of conceptとなり，現在，次世代型抗IL-6受容体抗体（SA237）を用いた国際共同第3相試験が行われている（NCT02028884，NCT02073279）．

おわりに

BBBの破綻によるリンパ球の侵入，あるいは，CNS局所での免疫担当細胞の活性化により様々な神経免疫疾患が引き起こされる．その中でも難治性疾患の代表であるNMOや神経ベーチェット病においてIL-6は病態の促進に重要な役割を担っており，治療標的として注目を集めている．ごく最近では，抗CD20抗体に不応性の自己免疫性脳炎に対するTCZの有効性が示されている[11]．また，神経免疫疾患以外にも神経変性疾患や精神疾患においてもIL-6の関連が多く報告されている．免疫・炎症性疾患に併発した精神症状がTCZ治療によって軽快するという報告も集積されてきていることから[12][13]，海外ではTCZを鬱病や統合失調症に対する治療薬として開発しようという動きもある．今後の研究の発展次第では，幅広い神経・精神疾患の診断マーカーとして，また，IL-6を標的とした治療への発展が期待できる．

○○ 文 献 ○○

1) Hofer MJ et al：Immunoinflammatory diseases of the central nervous system- the tale of two cytokines. *Br J Pharmacol* **173**：716-728, 2016

2) Dowlati Y et al：A meta-analysis of cytokines in major depression. *Biol Psychiatry* **67**：446-457, 2010

3) Rothaug M et al：The role of interleukin-6 signaling in nervous tissue. *Biochim Biophys Acta* **1863**：1218-1227, 2016

4) Yasukawa K et al：Structure and expression of human B cell stimulatory factor-2（BSF-2/IL-6）gene. *EMBO J* **6**：2939-2945, 1987

5) Poupart P et al：B cell growth modulating and differentiating activity of recombinant human 26-kd protein（BSF-2, HuIFN-β2, HPGE）. *EMBO J* **6**：1219-1224, 1987

6) Kimura A et al：IL-6：regulator of Treg/Th17 balance. *Eur J Immunol* **40**：1830-1835, 2010

7) Al-Araji A et al：Neuro-Behçet's disease：epidemiology, clinical characteristics, and management. *Lancet Neurol* **8**：192-204, 2009

8) Uzawa A et al：Cytokines and chemokines in neuromyelitis optica：pathogenetic and therapeutic implications. *Brain Pathol* **24**：67-73, 2014

9) Chihara N et al：Interleukin 6 signaling promotes anti-aquaporin 4 autoantibody production from plasmablasts in neuromyelitis optica. *Proc Natl Acad Sci USA* **108**：3701-3706, 2011

10) Araki M et al：Efficacy of the anti-IL-6 receptor antibody tocilizumab in neuromyelitis optica：a pilot study. *Neurology* **82**：1302-1306, 2014

11) Lee WJ et al：Tocilizumab in autoimmune encephalitis refractory to rituximab：an institutional cohort study. *Neurotherapeutics* **13**：824-832, 2016

12) Liu L et al：Efficacy of tocilizumab for psychiatric symptoms associated with relapsing polychondritis：the first case report and review of the literature. *Rheumatol Int* **36**：1185-1189, 2016

13) Kappekmann N et al：Antidepressant activity of anti-cytokine treatment：a systematic review and meta-analysis of clinical trials of chronic inflammatory conditions. *Mol Psychiatry* **23**：335-343, 2018

多発性骨髄腫
新規治療薬の使い方・考え方

新規骨髄腫治療薬を徹底解説！

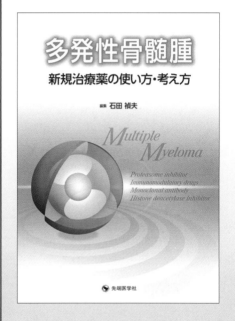

多発性骨髄腫治療における薬物療法の進歩は著しい．2015年以降だけでも革新的な新薬が5剤（ポマリドミド，パノビノスタット，カルフィルゾミブ，エロツズマブ，イキサゾミブ）も承認されている．今後，シークエンスを含めてどのように使いこなすのかが課題となるが，現時点でその情報は限られ不足している．本書ではこれらの薬剤の使い方・考え方，エビデンス解釈などを中心に，第一線で活躍するエキスパートが解説・論考．専門医のみならず，薬剤師などの医療従事者にも知識の整理に役立つ一冊．

編集：石田　禎夫
（日本赤十字社医療センター血液内科 部長）

定価：（本体 5,400 円＋税）
ISBN：978-4-86550-269-5
B5 判／ 196 頁

CONTENTS

Chapter 1　多発性骨髄腫に対する薬物療法 概論
1. 多発性骨髄腫における薬物療法の変遷を知る／2. 抗がん剤を中心とした薬物療法の基本的な考え方・進め方／3. 多発性骨髄腫の病態メカニズムと治療標的を整理する

Chapter 2　各種治療薬の使い方・考え方
各種治療薬の特徴・位置づけを知る(総論)／1. ボルテゾミブ／2. カルフィルゾミブ／3. イキサゾミブ／4. サリドマイド／5. レナリドミド／6. ポマリドミド／7. パノビノスタット／8. エロツズマブ／9. ダラツムマブ

Chapter 3　期待される次世代の治療
1. 免疫チェックポイント阻害薬／2. CAR–T 療法／3. その他 開発中の薬剤

付録 本書で取り上げたおもなレジメン

株式会社 先端医学社

〒103-0007 東京都中央区日本橋浜町 2-17-8 浜町平和ビル
TEL 03-3667-5656(代)/FAX 03-3667-5657
http://www.sentan.com

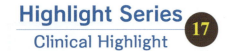

佐田　憲映
岡山大学大学院医歯薬学総合研究科腎・免疫・内分泌代謝内科学

難治性高安動脈炎に対するトシリズマブの有効性と安全性を評価した第3相二重盲検ランダム化プラセボ対照比較試験（TAKT試験）

Nakaoka Y et al：Efficacy and safety of tocilizumab in patients with refractory Takayasu arteritis：results from a randomised, double-blind, placebo-controlled, phase 3 trial in Japan（the TAKT study）. *Ann Rheum Dis* **77**：348-354, 2018

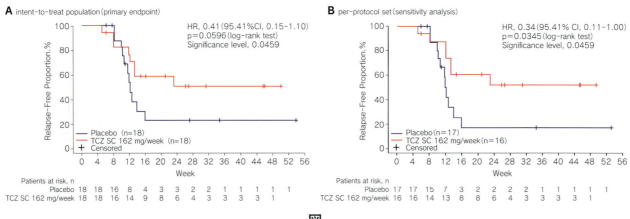

図

　治療抵抗性の高安動脈炎患者を対象として，わが国で行われたトシリズマブ（TCZ）の有効性と安全性を評価するためのランダム化比較試験である．

　エントリー症例の平均年齢は約30歳で，女性が80％，と高安動脈炎の代表的な集団である．プレドニゾロン（PSL）換算で0.2 mg/kg/day以上投与中にも関わらず再燃した患者を対象として，PSL増量に加えて18名の実薬併用群（TCZ 162 mg，皮下注射，毎週）と18名のプラセボ併用群の2群に，初期PSL量をマッチさせて割り付けられた．

　いずれの症例も4週後からステロイドの減量を開始し，アウトカムは寛解後，再燃までの期間と設定されている．

　希少疾病であるため実施可能性を考慮したサンプルサイズの設定が行われ，結果的に脱落例の影響で主要解析での有意差はみられなかったが〔ハザード比0.41（95％信頼区間0.15-1.10；p＝0.0596）〕（図），生存曲線やアウトカムの発生数をみれば，その効果は十分に評価できる成果であると考える．

好酸球性多発血管炎性肉芽腫症に対するメポリズマブの効果

Wechsler ME *et al*：Mepolizumab or placebo for eosinophilic granulomatosis with polyangiitis. *N Engl J Med* **376**：1921-1932, 2017

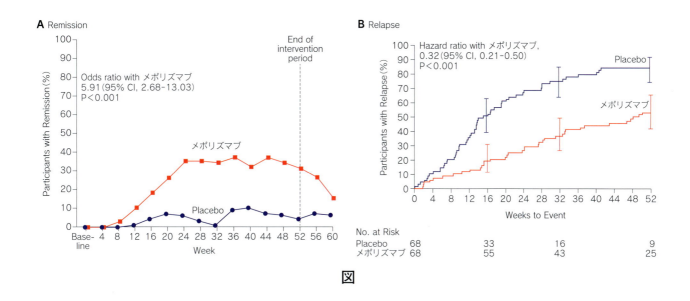

図

　IL-5は好酸球の増殖・分化に関与するサイトカインであり，抗IL-5抗体メポリズマブはわが国でも気管支喘息の治療薬として保険適応を取得している薬剤である．

　本試験はANCA関連血管炎の一つである好酸球性多発血管炎性肉芽腫症（EGPA）のうち，難治例や再発例を対象として，メポリズマブの有効性を評価するために行われた二重盲検プラセボ対照ランダム化比較試験である．従来治療にメポリズマブ（300 mg，皮下注射，4週ごと）を加えた68例の実薬群と従来治療にプラセボを加えた68例の群で比較検討された．主要アウトカムは累積寛解期間と36週・48週時点での寛解割合とされた．いずれのアウトカムにおいてもメポリズマブ群で有意な改善を認めていた．

　本研究の対象集団は，ANCAの陽性率（両群とも20%程度）や神経障害の頻度（両群40%前後）が低いことなど，わが国の疫学研究でみられるEGPAの特徴とは異なっており，本研究結果の適用には慎重な評価を要するが，少なくとも好酸球のコントロールが困難な活動性のEGPA患者に対しては有効性が期待できる結果である．

Highlight Series
Clinical Highlight 17

ANCA関連血管炎に対するC5a受容体阻害薬アバコパンの効果
Jayne DRW *et al*：Randomized trial of C5a receptor inhibitor avacopan in ANCA-associated vasculitis. *J Am Soc Nephrol* **28**：2756-2767, 2017

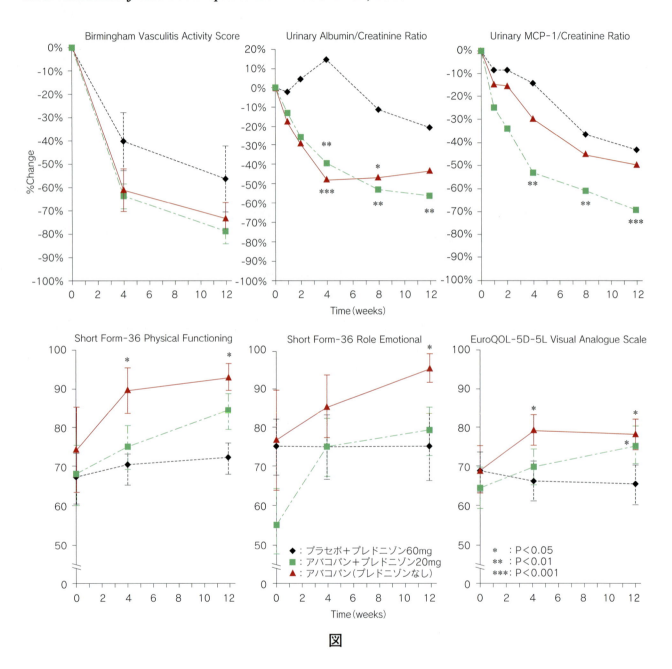

図

　C5aは好中球のプライミングに関与する補体成分であり，その受容体抗体として開発されたのがアバコパンである．従来からANCA関連血管炎では免疫複合体の沈着は認めないものの，その病態には補体系の関与が報告されてきた．
　本研究はANCA関連血管炎に対するアバコパンの有効性を評価するための3つのステップで設計された二重盲検プラセボ対照ランダム化比較試験である．本研究のデザインでは，従来治療群としてプレドニゾン60 mg/日＋シクロホスファミド間歇静注療法群が設定され，比較群として中等量ステロイド（プレドニゾン20mg/日）＋シクロホスファミド間歇静注療法＋アバコパン群とシクロホスファミド間歇静注療法＋アバコパン（ステロイドなし）群が設定されている．
　本研究ではアバコパンのステロイド代替効果が証明された．さらに従来治療よりもBVAS（Birmingham Vasculitis Activity Score）やQOL，尿蛋白減少などの点で有益な点が見出されている点も興味深い（図）．
　3つのステップが組み合わされたランダム化試験であるため，選択バイアスなどデザインの影響は多少懸念されるがステロイドを用いないANCA関連血管炎治療の可能性を提示した興味深い報告である．

MTX効果不十分なRA患者に対するトシリズマブ併用時のMTXの減量の影響

Edwards CJ *et al*：Tapering versus steady-state methotrexate in combination with tocilizumab for rheumatoid arthritis：a randomized, double-blind trial. *Rheumatology*(*Oxford*) **57**：84-91, 2018

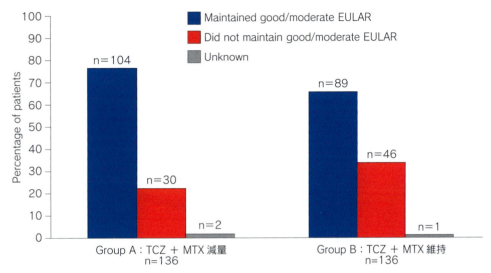

Last post-baseline EULAR response recorded used for patients with missing result at Week 60. TCZ：トシリズマブ．

図　24～60週までのgood/moderate EULARレスポンスの維持

　MTX治療にて効果不十分な関節RA患者でトシリズマブの併用を行い，24週時点でgood/moderate EULARレスポンスを達成した症例を対象に，メトトレキサート（MTX）減量群（8週ごとに，再燃するか48週後に0 mgとなるまで減量）とMTX継続群にランダムに割り付けた研究である．アウトカムはトシリズマブ開始後24～60週までのgood/moderate EULARレスポンスの維持とされた．

　本研究は当初計画されていた症例数（618例）までの登録が進まず427例の登録で中止されている．最終的に272例が，136例のMTX減量群と136例のMTX維持群とに割り付けられた．60週時点で，MTX減量群でのgood/moderate EULARレスポンス維持率は76.5%，MTX維持群では65.4%であった（図）．この結果は当初解析計画で予定されていた非劣性を証明する条件を満たしたと結論付けている．

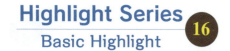

山岡　邦宏
慶應義塾大学医学部リウマチ・膠原病内科

強皮症病態においてPDCが皮膚硬化促進に働き，TLR8を介した作用が重要である

Ah Kioon MD *et al*：Plasmacytoid dendritic cells promote systemic sclerosis with a key role for TLR8. *Sci Transl Med* **10**, 2018 doi：10.1126/scitranslmed. aam8458.

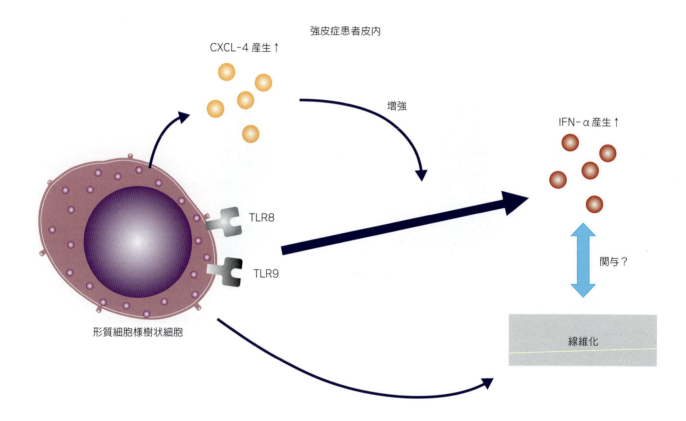

　強皮症患者皮内には，健常人，SLE患者と比較してTLR8発現が亢進し，IFN-αとCXCL-4を産生する活性化された形質細胞様樹状細胞（PDC）が浸潤している．CXCL-4はTLR8に加えてTLR9によるIFN-α産生誘導能を増強することを見出した．強皮症モデルマウスでは，PDC欠損は皮膚硬化を抑制し，TLR8過剰発現はPDCの皮内浸潤と皮膚硬化を増悪させた．ヒトとマウスの結果よりPDC上のRNAセンサーであるTLR8は強皮症の線維化に強く関与すると考えられた．

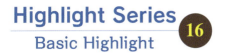

炎症性関節炎病態では，miRNA-34a による AXL の発現制御が樹状細胞活性化を制御している

Kurowska-Stolarska M *et al*：MicroRNA-34a dependent regulation of AXL controls the activation of dendritic cells in inflammatory arthritis. *Nat Commun* **22**：15877, 2017

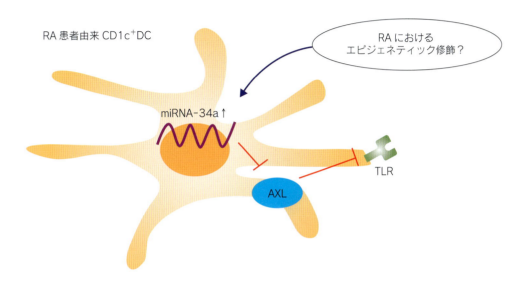

　RA 患者由来 CD1c⁺DC では，miRNA-34a 発現亢進によりチロシンキナーゼ受容体 AXL の発現が低下していた．miRNA-34a の発現抑制により炎症性サイトカインの産生が抑制され，miRNA-34a 欠損マウスでは DC-T 細胞相互作用が抑制されており，コラーゲン誘導関節炎の発現も抑制された．これらの結果より，miRNA-34a による DC のエピジェネティックな修飾が RA 病態に関与すると考えられた．

Highlight Series
Basic Highlight 16

JAK-STATシグナルの抑制により，中〜大型血管炎の病的免疫反応が抑制される

Zhang H *et al*：Inhibition of JAK-STAT signaling suppresses pathogenic immune responses in medium and large vessel vasculitis. *Circulation* **137**：1934-1948, 2018

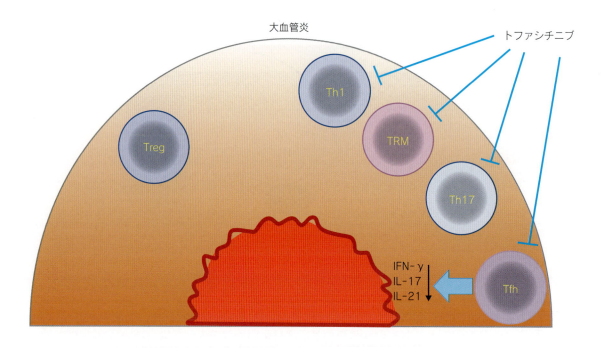

　末梢組織に存在するtissue-resident memory T細胞（TRM）が巨細胞性動脈炎病態に関与することを，免疫不全マウスにヒト血管と患者末梢血単核球を移植したモデルに対するJAK阻害薬投与の効果をみることで明らかにした論文である．JAK阻害薬投与によりTRMとエフェクターサイトカインの産生が抑制されている．

単一刺激に対するPDC前駆細胞の多様性

Alculumbre SG *et al*：Diversification of human plasmacytoid predendritic cells in response to a single stimulus. *Nat Immunol* **19**：63-75, 2018

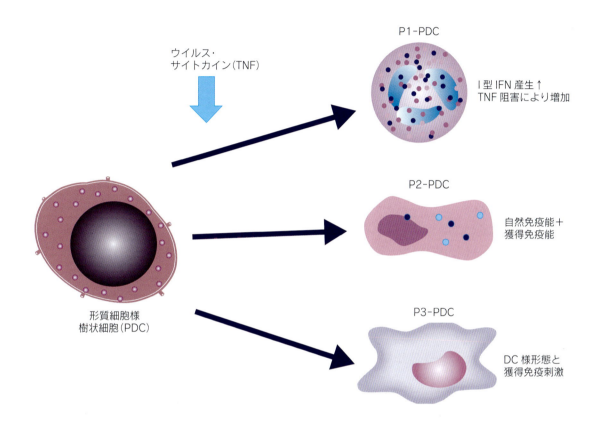

　形質細胞様樹状細胞（PDC）が病原性刺激によりP1-PDC（PD-L1$^+$CD80$^-$），P2-PDC（PD-L1$^+$CD80$^+$）とP3-PDC（PD-L1$^-$CD80$^+$）の3つの機能の異なるサブセットに分化することを示し，分化終末細胞であるDCの新たな多様性獲得機構を示した論文である．この分化にはTNFが重要な機能を果たしており，TNF阻害によりⅠ型IFNを産生するP1-PDCが増加し，かつSLE患者でP1-PDCが増加していたことから病態との関連が示唆されている．

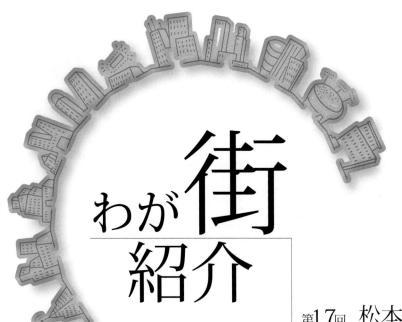

わが街紹介

第17回 松本城のひみつ

社会医療法人抱生会丸の内病院
リウマチ膠原病センター 診療部長

山﨑 秀

はじめに

　丸の内病院は東京にあるのではと誤解されることが時にあります．当院は終戦後石川島芝浦タービン株式会社（現 株式会社IHIアグリテック）の診療所であったものが，当時松本工場責任者，後の経団連会長土光敏夫氏により終戦の年に松本城のすぐ脇に病院として開設されました．松本の中心，東京でいえば丸の内に相当する場所なので将来は松本の中心になる病院になってほしいとの願いを込めて丸の内病院と命名したとのことです．現在は市街地から少し離れた場所にありますが，私共はこの精神を引き継いで診療を行っています．そんなわけで，当院発祥の地，私の自宅のすぐ近くの松本城を中心にわが街をご紹介します．

なぜ松本という地名になったのか

　松本は，古くは「深志」と呼ばれ，お城も深志城と言っていました．「深志」は「深瀬」の転じと言われ，水の豊かな土地であることを示しています．町のあちこちに湧水群があります．松本においでになったら市内に数多くある井戸をめぐってみるのもよいでしょう．この深志城は室町時代，国主小笠原氏の家臣により築城されましたが，小笠原氏は武田信玄により追放，武田氏滅亡の後，再度小笠原氏が領有した際に「松本」に改名されました．松本の名前の由来は諸説あります．

① 松本という地名は元からあり，それをとった．
② 小笠原氏の一族が飯田の松尾にいたが，松尾に対し深志のほうが本家であるということで松本とした．
③ 長い間，小笠原氏がもとの領地を回復したいと願って待っていたことがようやく達成されたので，まつ本（松本）とした．

松本城はなぜ黒いのか

　これは秀吉側の城として作られたからです．天下を統一した秀吉は，家康を関東に移しました．この時石川数正，康長父子が松本城に入り現存する天守閣を作りました．松本城天守は家康を監視し，いくさになったときすぐ機能する役割を持たされていたのです．当時の大

阪城は黒で統一され，金箔瓦が用いられていますが，松本城にも金箔瓦が使用されています．同じ金箔瓦は家康の監視として配置された沼田城，小諸城，上田城，高島城，甲府城にも使用されています．

松本城はどんな藩主が治めていたのか

徳川の時代になり松本藩は徳川氏に関係が深い藩主が置かれ，戸田，松平，堀田，水野，再び戸田氏と交代し合計23人の藩主が松本を治めていました．松本藩は代々続く同族経営の会社ではなく，徳川本社から派遣された松本支店長が経営していたと言ってよいでしょう．

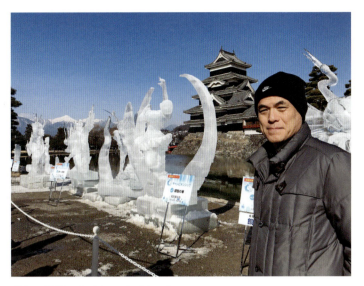

写真　信州の冬はしみる（寒い）

松本城天守がなぜ保存され日本最古の天守として国宝となったのか

明治維新により日本国内の多くの城は取り壊されています．松本城も明治の世になり門，塀，堀などは次々に取り壊され天守のみとなってしまいました．天守も明治5年に売りに出され取り壊されることになりましたが，下横田町の副戸長市川量造が自身の私財と天守を会場とした博覧会開催などにより得た寄付により天守を買い戻し保存されました．このように松本市民は地元を愛し町の文化を大切にしています．現在，松本城は郷土のシンボルとしてお城を中心とした町づくりや市民の憩いの場としてさまざまなイベントが開催されています．氷彫フェスティバル，夜桜会，薪能，太鼓祭り，セイジ・オザワ松本フェスティバル，お城まつりなどの際にはぜひお寄りください．

信州の名産といったら

「信濃では月と仏とおらが蕎麦」という小林一茶（別の作者との説もある）の有名な句にもあるように，信州は何といっても蕎麦が名産です．そばを現在のような麺（そば切り）として食べるようになったのは1600年頃で，発祥地は塩尻本山と木曽谷定勝寺説が有力です．全国各地の蕎麦どころのいくつかは信州が由来となっています．松本藩主松平直正は後に出雲藩に転封され，この時，そば切りの技術が出雲地方に入ったと言われています．毎年10月に松本城で開催されるそば祭りは全国各地の有名そばどころからお店がやってまいりますので，蕎麦好きの方にはぜひとも訪れていただきたいイベントです．

おわりに

お帰りの際は，信州のソウルフード「おやき」を駅でお求めいただきご賞味ください．

リウマチ・膠原病診療に必要な他科の知識と診療のコツ

第8回

薬剤性腎障害の診断と治療

黒澤陽一　中枝武司　成田一衛
新潟大学大学院医歯学総合研究科　腎・膠原病内科学分野

POINT

・薬剤性腎障害の診断には薬歴聴取が重要である.
・膠原病領域で使用される薬剤では，特徴的な腎障害を起こす薬剤があり注意が必要である.
・膠原病領域では，慢性腎臓病患者が多いため，腎機能に応じた用量を確認する必要がある.

Key Words／薬剤性腎障害診療，慢性腎臓病

はじめに

膠原病領域では様々な薬剤が治療に使用される. その中でも本領域に比較的特異的に使用される薬剤を，腎障害をきたす薬剤だけでなく，慢性腎臓病の患者での使用に注意が必要な薬剤も含めて取り上げる.

1. 薬剤性腎障害の定義と診断基準

薬剤性腎障害診療ガイドライン2016において，薬剤性腎障害とは「薬剤の投与により，新たに発症した腎障害，あるいは既存の腎障害のさらなる悪化を認める場合」と定義された. 薬剤性腎障害と診断するには，1）該当する薬剤の投与後に新たに発生した腎障害であること，2）該当薬剤の中止により腎障害の消失，進行の停止を認めること，の2つを満たし他の原因が否定できる場合に診断できるとされている[1].

2. 薬剤性腎障害の分類

薬剤性腎障害は障害の発症機序から，①中毒性腎障害，②アレルギー機序による過敏性腎障害，③薬剤による電解質異常，腎血流減少などを介した間接毒性，④薬剤による結晶形成，結石形成による尿路閉塞性腎障害の4つに分類される[1]. 本稿で取り上げた薬剤も含め膠原病領域でよく使われる疾患による腎障害の機序は多岐にわたる（**表❶**）[1)2)].

3. 検査

上記の診断基準からわかるとおり，**薬剤性腎障害を診断するうえで最も重要なことは詳細な薬剤歴の確認と腎障害の経過である.** しかし，実際の臨床では他の原因を完全に否定することが難しいことも多いため補助的な検査が必要になる.

・尿中好酸球

尿中好酸球はアレルギー性機序による薬剤性の急性尿細管性間質性腎炎で検出されることがある. 急

リウマチ・膠原病診療に必要な他科の知識と診療のコツ

表❶　腎機能に応じた各種抗リウマチ薬の使用量

一般名	常用量	GFR または Ccr（mL/分）			HD（血液透析） PD（腹膜透析）
		30～59	15～29	<15	
トファシチニブクエン酸塩	1回5mgを1日2回		1/2以下に減量し1日1回投与		
アクタリット	1回100 mgを1日3回	25%に減量または100 mgを1日1回		薬物動態情報がほとんどないため避けたほうがよい	
イグラチモド	1回25 mgを1日2回	腎機能正常者と同じ			
オーラノフィン	1回3 mgを1日2回	投与禁忌			
金チオリンゴ酸ナトリウム	週1回または2週間に1回10 mg	症状の悪化，重篤な副作用が現れやすいため禁忌			
サラゾスルファピリジン	1回500 mgを1日2回	腎機能正常者と同じ			
ブシラミン	1回100 mgを1日2回	ネフローゼ症候群などの重篤な腎障害を起こすおそれがあるため禁忌		1回100 mgを週3回HD後	
ペニシラミン	1回100 mgを1日1～3回，最大600 mg	腎障害を起こすおそれがあるため禁忌		無顆粒球症の報告があり避ける	
メトトレキサート	少量から開始し最大16 mg/週	低用量から開始し葉酸の併用が望ましい	禁忌		
レフルノミド	1日1回100 mgから開始し維持量10～20 mg	腎機能正常者と同じ			
アザチオプリン	添付文書参照	腎機能正常者と同じ	常用量を24～36時間毎	常用量を24～36時間毎 PDはデータなし	
シクロスポリン	添付文書参照	腎機能正常者と同じ．腎機能悪化に注意しTDMを実施			
タクロリムス	添付文書参照	腎機能正常者と同じ．腎機能悪化に注意しTDMを実施			
ミコフェノール酸モフェチル	添付文書参照	GFR 25 mL/分/1.73 m²以上では減量の必要なし．GFR＜25 mL/分/1.73 m²では血中濃度が高くなるおそれがある（おそらく腸肝循環するため）ので，1回投与量は1,000 mg（1日2回）とする			
ミゾリビン	添付文書参照	1/2～1/4量		1/4～1/10量	
ヒドロキシクロロキン硫酸塩	1日1回200 mgまたは400 mg 詳細は添付文書参照	腎機能正常者と同じ			

GFR：glomerular filtration rate（腎糸球体濾過量），TDM：therapeutic drug monitoring（治療薬物モニタリング）

（文献1），2）より改変引用）

性尿細管壊死を除外しアレルギー性の機序による急性尿細管間質性腎炎を疑うことはできる[3]．

・尿中N-アセチル-β-D-グルコサミニダーゼ（N-acetyl-β-D-glucosaminidase：NAG）

尿細管が障害されると尿細管上皮細胞から尿細管腔内に逸脱し尿中NAGが増加する．尿細管障害の程度が軽い時期から出現し，尿細管障害のマーカーとなる[4]．その他，尿中L-FABP（L-type fatty acid-binding protein），NGAL（neutrophil gelatinase-asso-ciated lipocalin）などは早期の尿細管障害を検出するバイオマーカーとして有用とされ，保険適用も認められている．

・腎生検

薬剤性腎症の治療はまず被疑薬を中止することである．しかし，被疑薬を中止しても腎障害が改善せず，薬剤以外の原因との鑑別が必要な場合には腎生検の施行が考慮される[5]．

4. 膠原病領域で使用される薬剤と腎障害

1) メトトレキサート（methotrexate：MTX）

MTX の作用機序は，葉酸がテトラヒドロ葉酸となり核酸合成に関与する過程で，テトラヒドロ葉酸へなるために作用するジヒドロ葉酸レダクターゼの作用を MTX が阻害することで細胞増殖を抑制することによるものである[6]．膠原病領域では，とくに関節リウマチの治療のアンカードラッグである．腎糸球体濾過量（glomerular filtration rate：GFR）30〜60 mL/分/1.73 m[2]の場合は葉酸を投与しながら低用量から開始，透析患者や GFR 30 mL/分/1.73 m[2]未満の場合は投与禁忌とされている[7]．慢性腎臓病患者では骨髄抑制などの副作用が強く出る可能性があり死亡例も報告されているため[8]，腎機能には注意が必要である．

2) ブシラミン

特徴的な副作用として膜性腎症の発症による蛋白尿があり，投与前・投与中に蛋白尿の評価が必要である．投与中に尿蛋白がみられ（投与開始 6 ヵ月以内にみられることが多い），持続・増加傾向となるようであれば使用を中止する．薬剤性腎障害診療ガイドライン 2016 では GFR が 60 mL/分 1.73 m[2]未満の場合は禁忌とされている[1]．

3) 金チオリンゴ酸ナトリウム

微小変化型ネフローゼや膜性腎症を引き起こすことがある．また，ブシラミン同様に添付文書では腎障害のある患者では禁忌とされ，薬剤性腎障害診療ガイドライン2016ではGFRが60 mL/分1.73 m[2]未満の場合は禁忌とされている[1]．

4) ロベンザリット

リウマチの治療薬としての効果は弱い．また，副作用として急性腎不全，間質性腎炎，腎性尿崩症などの腎障害が問題になるため現在では使われることはほとんどない．

5) その他の従来型抗リウマチ薬（conventional synthetic disease modifying antirheumatic drugs：csDMARDs）

上記以外の csDMARDs では，オーラノフィン，D-ペニシラミンは腎障害がある患者では禁忌，アクタリットは減量となっている[1]．詳細は**表❷**を参照．

6) カルシニューリン阻害薬（シクロスポリン，タクロリムス）

シクロスポリンはシクロフィリンと結合し，カルシニューリンを阻害することで主に T 細胞の活性化を抑制する．シクロスポリンは輸入細動脈で血管攣縮を起こすことで腎機能障害を起こすことがある[9]．タクロリムスも同様の機序で腎障害を起こすことがある．副作用の発症は血中濃度に依存しているため，投与する際はいずれの薬剤でも血中のモニタリングが必要となる．

シクロスポリンは，皮膚筋炎，多発性筋炎，全身性エリテマトーデスや成人 Still 病などの治療で使用される．疾患によって目標血中濃度は異なるが，たとえば皮膚筋炎・多発性筋炎の治療時にはトラフを 100〜150 ng/mL となるよう調節する[10]．

タクロリムスは FK-binding protein 12 と結合することでカルシニューリンを阻害する．関節リウマチ，ループス腎炎などの治療で使用される．

7) 代謝拮抗薬（アザチオプリン，ミゾリビン，ミコフェノール酸モフェチル）

アザチオプリンはループス腎炎，ANCA 関連血管炎などの治療に使用される．副作用として腎障害の報告はあまりない．腎障害がある患者での減量は必ずしも必要ないが，薬剤性腎障害診療ガイドラインでは減量が推奨されている[1]．

ミゾリビンは関節リウマチやループス腎炎などで使用される．副作用として腎障害は少ない．腎排泄性のため腎機能障害がある患者では減量が必要である[1]．

ミコフェノール酸モフェチルは，全身性エリテマトーデスで使用される．副作用としては腎障害の報

リウマチ・膠原病診療に必要な他科の知識と診療のコツ

表❷　薬剤性腎障害の発症機序と病態

発症機序	病態	主要薬剤
中毒性	慢性間質性腎炎	NSAIDs
	血栓性微小血管症	カルシニューリン阻害薬
	集合管での各種障害	カルシニューリン阻害薬，ST合剤
アレルギー・免疫学的機序	急性尿細管間質性腎炎	抗菌薬，NSAIDsなど多数
	微小変化型ネフローゼ	金製剤，D-ペニシラミン，NSAIDs
	膜性腎症	金製剤，D-ペニシラミン，ブシラミン，NSAIDs
	半月体形成性腎炎	D-ペニシラミン，ブシラミン
	ANCA関連血管炎	D-ペニシラミン
間接毒性	腎血流量の低下に併発する急性尿細管障害 腎血流障害の遷延による急性尿細管壊死	NSAIDs，RA系阻害薬（ACE阻害薬，ARB，抗アルドステロン薬）
	横紋筋融解症による尿細管障害・尿細管壊死	スタチン
	主に遠位尿細管障害	NSAIDs，シクロホスファミド
尿路閉塞性	結晶形成性薬剤による尿細管閉塞	メトトレキサート

NSAIDs：non-steroidal anti-inflammatory drugs（非ステロイド性抗炎症薬），ST：sulfamethoxazole trimethoprim（スルファメトキサゾール・トリメトプリム），RA：renin-angiotensin（レニン・アンジオテンシン），ACE：angiotensin converting enzyme（アンジオテンシン変換酵素），ARB：angiotensin receptor blocker（アンジオテンシンⅡ受容体拮抗薬）

（薬剤性腎障害診療ガイドライン2016[1]より改変引用）

告は少ない．腎障害がある場合でもGFR＞25 mL/分/1.73 m^{2}では減量の必要性はないとされているが[1]，実臨床では患者の状態に応じて減量することがある．

8）アルキル化薬（シクロホスファミド）

シクロホスファミドはDNAのグアニンと結合しアルキル化することで細胞分裂を抑制し，リンパ球の機能を抑制する．ループス腎炎，ANCA関連血管炎などの治療に使用される．腎障害時には減量が必要である[11]．

9）生物学的製剤

わが国では，7種類の生物学的製剤が関節リウマチの治療で使用されているほか，膠原病領域では多発血管性肉芽腫症と顕微鏡的多発血管炎の治療でリツキシマブが使用されている．これらの生物学的製剤の腎障害としては，TNFα阻害薬使用時にループス腎炎やANCA関連糸球体腎炎様の病態を発症することが知られている[12]．いずれの生物学的製剤も腎機能による減量の必要性は現時点では指摘されていない[13]．

10）非ステロイド性抗炎症薬（non-steroidal anti-inflammatory drugs：NSAIDs）

関節リウマチの治療において，関節破壊の進行を抑制する効果はないが疼痛コントロール目的で使われることは多い．シクロオキシゲナーゼ（cyclooxygenase：COX）を阻害することで抗炎症作用を発揮するが，これによりプロスタグランジンの産生が抑制されるため虚血性腎障害を発症する．消化管潰瘍発症を抑制するために使用されるCOX-2選択阻害薬を使用した場合でもCOX-2は腎臓に発現しているため腎障害には注意が必要である[14]．

5．治療

薬剤性腎障害と診断した場合の治療は，まずは原因薬剤を中止することである．アレルギー性の機序による間質性腎炎ではステロイド治療に反応する例があるが，これまで行われたコホート研究ではステロイドは効果があるとする報告もあれば[15]，十分な改善を認めないという報告もあり[16]，ガイドラインでも「被疑薬中止においても腎障害が遷延する際は，ステロイド療法を検討してもよい」という表現で，

弱い推奨となっている[1].

おわりに

関節リウマチや膠原病は長期にわたり治療が必要な疾患である．疾患活動性が安定し抗リウマチ薬や免疫抑制薬を変更することなく経過することもあるが，経過中に腎機能が悪化し，減量が必要であったり使用禁忌にあたる状態となったりしてしまう可能性もあり，腎機能や尿検査を定期的に行う必要がある．

●● 文 献 ●●

1) 厚生労働省科学研究費補助金 平成27年度日本医療開発機構腎疾患実用化研究事業「慢性腎臓病の進行を促進する薬剤等による腎障害の早期診断法と治療法の開発」薬剤性腎障害の診療ガイドライン 作成委員会：薬剤性腎障害診療ガイドライン2016．日本腎臓学会誌 58：477-555, 2016
2) 日本腎臓学会編：CKD診療ガイド2012．東京医学社，東京，2012
3) 金子修三：総論B 診断 Q7 尿中好酸球検査はどのような薬剤性腎障害の診断に有用ですか？ 薬剤性腎障害（DKI）診療 Q & A．山縣邦弘ほか編，診断と治療社，東京，2017, pp.19-20
4) 久藤三佳子ほか：総論B 診断 Q8 尿細管障害マーカー検査（尿中NAG，L-FABP）はどのような薬剤性腎障害に有用ですか？ 薬剤性腎障害（DKI）診療 Q & A．山縣邦弘ほか編，診断と治療社，東京，2017, pp.21-23
5) 河野恵美子：総論B 診断 Q10 腎生検はどのような薬剤性腎障害の診断に有用ですか？ 薬剤性腎障害（DKI）診療 Q & A．山縣邦弘ほか編，診断と治療社，東京，2017, pp.26-28
6) メソトレキセート®点滴静注液インタビューフォーム 第17版（2016年2月改訂）
7) 日本リウマチ学会MTX診療ガイドライン策定小委員会：第2章 禁忌と慎重投与．関節リウマチ治療におけるメトトレキサート（MTX）診療ガイドライン2016年改訂版，羊土社，東京，2016, pp.19-26
8) リウマトレックス®カプセル2mg適正使用ガイド 関節リウマチ治療における注意点 2015年8月作成 ファイザー株式会社
9) Naesens M et al：Calcineurin inhibitor nephrotoxicity. *Clin J Am Soc Nephrol* **4**：481-508, 2009
10) 厚生労働科学研究費補助金 難治性疾患等政策研究事業（難治性疾患政策研究事業） 自己免疫疾患に関する調査研究班 多発性筋炎・皮膚筋炎分科会：副腎皮質ステロイド以外に用いる免疫抑制薬は何か．多発性筋炎・皮膚筋炎治療ガイドライン，診断と治療社，東京，2015年，pp.19-21
11) Mukhtyar C et al：EULAR recommendations for the management of primary small and medium vessel vasculitis. *Ann Rheum Dis* **68**：310-317, 2009
12) Piga M et al：Biologics-induced autoimmune renal disorders in chronic inflammatory rheumatic diseases：systematic literature review and analysis of a monocentric cohort. *Autoimmun Rev* **13**：873-879, 2014
13) 梶山浩：腎機能障害のあるRAでのDMARDsや生物学的製剤の使用法．リウマチ・膠原病診療ハイグレード リウマチ・膠原病の合併症や諸問題を解く，山岡邦宏ほか編，文光堂，東京，2016, pp.124-138
14) Gooch K et al：NSAID use and progression of chronic kidney disease. *Am J Med* **120**：280. e1-7, 2007
15) González E et al：Early steroid treatment improves the recovery of renal function in patients with drug-induced acute interstitial nephritis. *Kidney Int* **73**：940-946, 2008
16) Raza MN et al：Acute tubulointerstitial nephritis, treatment with steroid and impact on renal outcomes. *Nephrology (Carlton)* **17**：748-753, 2012

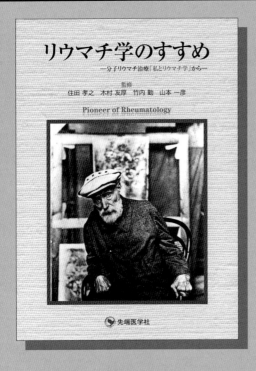

先人たちのリウマチ人生から
次世代のリウマチ学を志す若人へ

「私とリウマチ学」として『分子リウマチ治療』誌に連載されたエッセイの総集編.

約半世紀で怒涛の進歩を遂げたリウマチ分野であるが，未だ発症機構を完全には解き明かされておらず，サイエンスに基づいた治療戦略を開発することは現代に残された課題である．半世紀前のリウマチ医療の悲惨さ，50年間の免疫学と分子生物学の進歩，現在のサイエンスに基づく治療薬（生物学的製剤など）の開発，トランスレーショナルリサーチの進歩，バイオ治療時代の課題と安全性，将来への提言と期待などリウマチ分野の歴史が凝縮された読み応えのある一冊．

（表紙）ピエール＝オーギュスト・ルノワール
日本でも人気の高いフランス印象派の画家．47歳で関節リウマチを発症するも屈曲した手に絵筆を結びつけ，晩年まで絵を描きつづけた．

リウマチ学のすすめ
－分子リウマチ治療「私とリウマチ学」から－

監修 住田 孝之／木村 友厚／竹内 勤／山本 一彦
定価（本体2,000円＋税） B5判／並製本／98頁   ISBN：978-4-86550-111-7

執筆者

安倍 達（埼玉医科大学総合医療センター名誉所長／埼玉医科大学名誉教授）
京極方久（東北大学名誉教授）
粕川禮司（福島県立医科大学名誉教授）
松井宣夫（名古屋市立大学名誉教授／名古屋市総合リハビリテーション事業団理事長，名誉センター長）
東　威（聖マリアンナ医科大学リウマチ・膠原病・アレルギー内科客員教授）
長屋郁郎（元国立名古屋病院副院長）
佐々木毅（東北大学名誉教授／NTT東日本東北病院名誉院長）
諸井泰興（伊東市民病院内科）
藤川　敏（藤川医院院長）
橋本博史（順天堂大学名誉教授／医療法人社団愛和会名理事長）
吉野槇一（日本医科大学名誉教授／東京電機大学客員教授）
廣瀬俊一（順天堂大学名誉教授／一般財団法人産業医学研究財団理事／アークヒルズクリニック総院長）
立石博臣（神戸海星病院理事長）

秋月正史（秋月リウマチ科院長）
澤田滋正（関町病院／元日本大学医学部教授）
長澤俊彦（杏林大学名誉学長）
東條　毅（独立行政法人国立病院機構東京医療センター名誉院長）
市川陽一（聖ヨゼフ病院名誉院長）
山名征三（医療法人（社団）ヤマナ会会長）
近藤啓文（北里大学メディカルセンターリウマチ膠原病内科客員教授）
江口勝美（社会医療法人財団白十字会佐世保中央病院リウマチ膠原病センター顧問）
能勢眞人（愛媛大学名誉教授）
小池隆夫（NTT東日本札幌病院院長／北海道大学名誉教授）
宮坂信之（東京医科歯科大学名誉教授）
高杉　潔（道後温泉病院リウマチセンター常勤顧問）
今井浩三（東京大学特任教授／神奈川県立がんセンター研究所長）

 株式会社 先端医学社

〒103-0007 東京都中央区日本橋浜町2-17-8 浜町平和ビル
TEL 03-3667-5656(代)／FAX 03-3667-5657
http://www.sentan.com

『Keynote R・A』休刊のお知らせ

　小誌『Keynote R・A』は，2013 年の創刊以来，リウマチ・免疫疾患領域の最新の研究に関する話題をヴィジュアルを用い提供して参りましたが，今号（2018 年 7 月号）をもちまして休刊とさせていただくことになりました.

　長きにわたりご愛顧いただきました読者諸賢，ご執筆いただきました先生方，小誌の発行に格別のご協力を賜りました関係者各位に，心より御礼申し上げます.

2018 年 7 月
株式会社　先端医学社
『Keynote R・A』編集部

編集委員
（五十音順）

石黒直樹（名古屋大学大学院医学系研究科運動・形態外科学）
竹内　勤（慶應義塾大学医学部リウマチ内科）
針谷正祥（東京女子医科大学附属膠原病リウマチ痛風センター
　　　　　リウマチ性疾患薬剤疫学研究部門）
松本　功（筑波大学医学医療系内科（膠原病・リウマチ・アレルギー））
山村　隆（国立精神・神経医療研究センター神経研究所）

Keynote R·A 7
Rheumatic & Autoimmune Diseases
vol.6 no.1　2018

定価（本体 2,300 円＋税）

2018 年 6 月 25 日発行

編　集　「Keynote R・A」編集委員会

発行者　鯨岡　哲

発行所　株式会社　先端医学社

〒103-0007　東京都中央区日本橋浜町 2-17-8
　　　　　　　　　　　　　　浜町平和ビル
電　話　03-3667-5656㈹
ＦＡＸ　03-3667-5657
郵便振替　00190-0-703930
http://www.sentan.com
E-mail:book@sentan.com
印刷所／三報社印刷株式会社

・本誌に掲載する著作物の複製権・翻訳権・上映権・譲渡権・公衆送信権（送信可能化権を含む）は株式会社先端医学社が保有します.
・ JCOPY ＜㈳出版者著作権管理機構委託出版物＞
　本誌の無断複写は著作権法上での例外を除き禁じられています. 複写される場合は，そのつど事前に，㈳出版者著作権管理機構（電話 03-3513-6969, FAX 03-3513-6979, email:info@jcopy.or.jp）の許諾を得てください.

ISBN 978-4-86550-335-7　C3047 ¥2300E